江醫師【吃對保健食品】❷

天然保健品處方箋

吃對：蜂蜜、人蔘、大蒜、茶、紅麴、魚油、
銀杏、薑黃、花粉、益生菌、納豆…

不再：感冒、過敏、洗腎、三高、健腦、
性功能障礙、癌症…

腎臟科名醫 江守山 著

1 【觀念篇】為什麼我們需要吃「天然保健食品」？
——揭開老祖宗養生祕方的神奇治癒力

TOP1 蜂蜜

TOP2 人蔘

3 【對症篇】江醫師教你 量身打造專屬你的保健處方箋

作者序

買對、吃對天然保健品，才能越補越健康！

行醫二十多年，身為一名腎臟科醫師，最希望的就是早期遏止腎臟疾病惡化，有效降低洗腎發生率。為此，我鑽研各國研究後發現，原來經由「吃魚」以及「營養補充」就能預防腎臟疾病的惡化，甚至對許多疾病（包含可怕的癌症）都有不亞於藥物的功效；而且沒有病痛的人也可經由適當補充營養品而達到保健效果。

可惜坊間的營養補充品品質參差不齊，加上似是而非、以訛傳訛的觀念充斥，導致很多人還沒吃出保健功效，就已經「越補越大洞」，反而傷害了身體！

為了導正並改善保健亂象，幾年前我將自己所研究的保健食品相關知識，包括市場內幕、選購迷思與要訣、符合台灣民眾健康需求且確實「有效」的保健品項，以及針對國人最關心的健康問題擬出保健處方等內容，撰寫成《吃對保健食品！》一書，出版後意外獲得廣大的迴響，創下銷售佳績，可見國人已早有「營養補充」、「預防勝於治療」的健康觀念，只是缺乏真正有醫學憑據的衛教知識而已。

在《吃對保健食品！》出版後，經常有患者與聽眾問我：「有沒有天然（甚至『有機』）的保健食品可以選擇呢？」或「我們常吃的『人蔘（或紅麴、燕窩……等不勝枚舉）』到底有沒有效啊？」我的答案是：「的確有！」

其實在撰寫《吃對保健食品！》一書時，我就已經發現有些傳統、天然的保健食品，確實具有很好的保健功效；而且這些天然的保健食品，正是中國老祖宗早已運用長達數百年甚至千年以上的養生祕方，對你我而言應該都不算陌生。而且天然保健食品的運用，也非中國所獨有，根據世界衛生組織統計，在歐洲、北美洲等地，有超過五〇％的人曾接受CAM自然療法，而向來以嚴謹著稱的德國，更有高達九〇％的人會使用天然保健食品。

為什麼天然保健食品會受到全世界人的信賴與認同呢？主要原因在其效果並非紙上談兵，而是切切實實通過許多雙盲人體研究（詳見PART1）證實，天然保健食品不僅具有預防保健效果，而且對疾病的改善成效甚至比吃藥還好，因此連醫生都認同並且時常用於處方箋上。

天然保健食品雖好，但它和一般保健食品一樣，用對了妙用無窮，用錯了傷害更大。

由於國人常有一個迷思，認為「天然的」就是最好的，忽略了「天然保健食品」雖然對健康有幫助，卻不表示只要「天然食材萃取」，就一定有效或沒有問題。像是曾被國人視為養生、抗癌聖品的「牛樟芝」，本身具有腎毒性，吃多傷腎，不能長期服用。另外，保健食品本身就算沒有問題，還是有許多注意事項，例如：選購時該注意什麼、該吃多少、吃多久才有效果、如果和藥物同時服用是否會產生交互作用等等，在選購及服用時必須特別留意，否則對身體反而會造成傷害。

為了讓天然保健食品真正達到功效，提供國人更健康的生活，我決定在《吃對保健食品！》一書後繼續撰寫本書，除了說明我認為天然保健食品有其必要性的三大理由、購買前的注意事項外，同時也針對國人的健康需求、熟悉程度，提出經過雙盲人體研究證實的確有效的「十二大天然保健品」供讀者選購參考；同時更會依外食族、素食者、3C電腦族等不同的健康需求提出最佳保健方案。相信每個讀者都能輕鬆按「文」索驥，找到最適合自己的保健處方，為自己打造健康人生！

本書作者、腎臟科名醫

江守山

閱讀之前

人蔘、燕窩、蜂膠……，老祖宗的養生秘方，
你真的都吃對了嗎？

對身居台灣的我們來說，相較於綜合維生素（一般保健食品），蜂蜜、人蔘、燕窩、薑黃等天然保健食品，可能更為我們所熟悉。像是老奶奶會喝紅麴酒養生，生病、手術或熬夜後會喝人蔘茶補氣，愛美的女性喝蜂蜜、吃燕窩養顏，男性朋友則想用它們來添雄風。然而，市場上這類保健食品多不勝數，你真的選對、吃對了嗎？讓我們先做個小測試，看看你對天然保健食品的認識有多少！

DO YOU KNOW IT……

Q1

哪一種才是百分之百的「真」蜂蜜？

①符合「**CNS 1305** 蜂蜜」國家標準
②農場蜂巢現甩裝瓶
③經過「碳**13**同位素檢驗」
④以上皆是

（　　　）

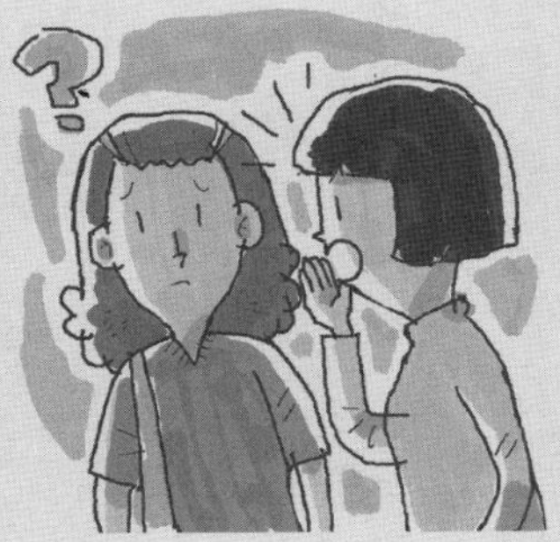

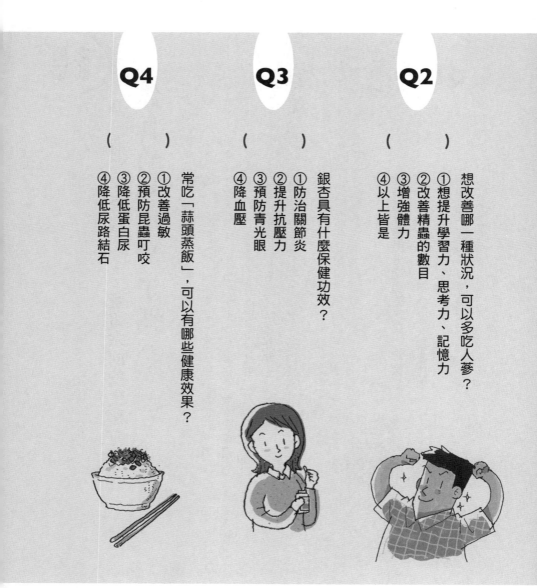

Q2

(　　)

想改善哪一種狀況，可以多吃人蔘？

①想提升學習力、思考力、記憶力
②改善精蟲的數目
③增強體力
④以上皆是

Q3

(　　)

銀杏具有什麼保健功效？

①防治關節炎
②提升抗壓力
③預防青光眼
④降血壓

Q4

(　　)

常吃「蒜頭蒸飯」，可以有哪些健康效果？

①改善過敏
②預防昆蟲叮咬
③降低蛋白尿
④降低尿路結石

Q5

（　　　）

燕窩應該怎麼吃才有保健效果？

①烹煮溫度不可超過攝氏**80**度
②血燕的效果較好
③烹煮前要仔細清洗、挑毛
④以上皆是

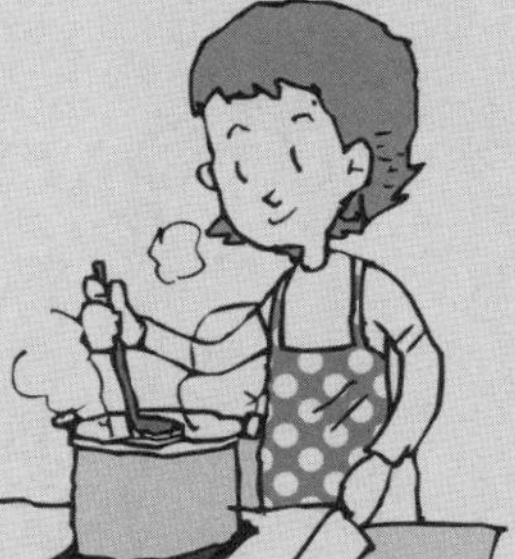

Q6

（　　　）

哪一種喝茶方法最健康？

①加牛奶增加鈣質吸收
②冷泡茶減少多酚流失
③第一泡倒掉去農藥
④以上皆非

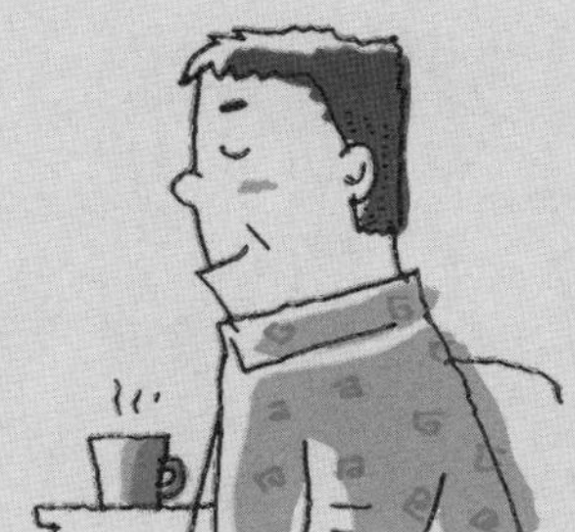

Q7

（　　　）

哪一種天然保健食品具有「口腔保健」效果？

①蜂蜜
②蜂膠
③茶
④以上皆是

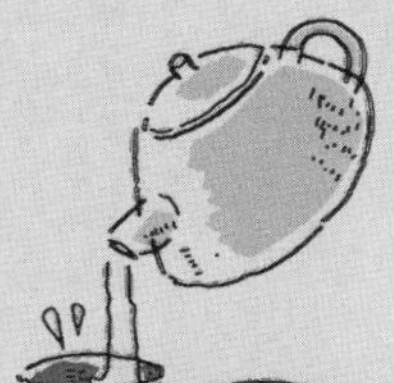

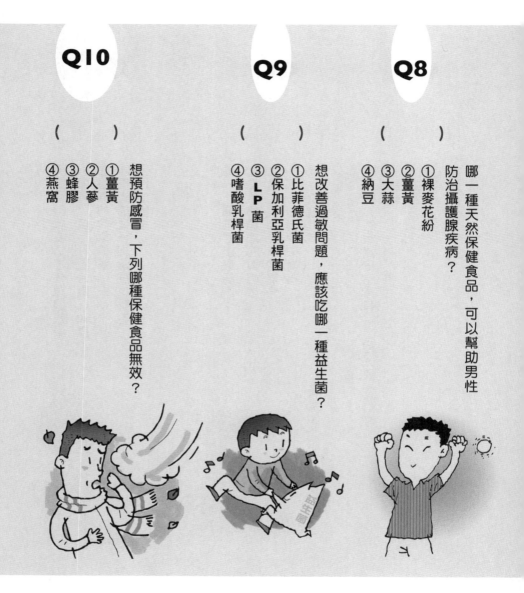

Q8

(　　)

哪一種天然保健食品，可以幫助男性防治攝護腺疾病？

①裸麥花紛
②薑黃
③大蒜
④納豆

Q9

(　　)

想改善過敏問題，應該吃哪一種益生菌？

①比菲德氏菌
②保加利亞乳桿菌
③LP菌
④嗜酸乳桿菌

Q10

(　　)

想預防感冒，下列哪種保健食品無效？

①薑黃
②人蔘
③蜂膠
④燕窩

★做完測驗了嗎？讓我們來看看答案！

A1：③經過「碳13同位素檢驗」

符合「CNS 1305 蜂蜜」國家標準，不見得就是百分百純蜂蜜，農場蜂巢現甩的蜂蜜也有很多方法作假，唯一無可取代的就是「碳13同位素檢驗」。

A2：④以上皆是

人蔘可以增進心智活動，提升學習力、思考力、記憶力，同時也具有改善精蟲數目以及增強體力的效果。

A3：③預防青光眼

銀杏萃取能有效改善眼部的血液循環，並降低眼壓、改善視野缺損，對於治療青光眼有不錯效果。

A4：②預防昆蟲叮咬

大蒜是一種天然的驅蟲劑，吃了以後可以預防昆蟲叮咬，而且對鉤蟲、蟯蟲、滴蟲等寄生蟲也有很好的殺滅作用。

A5：①烹煮溫度不可超過攝氏80度

燕窩的活性物質，要在攝氏80度以下才能保持活性，因此烹煮溫度不可超過攝氏80度。至於血燕（紅色的燕窩），其實是遭受污染的產品，吃了反而可能致癌；而燕窩在食用前先清洗、挑毛，反而會讓唾液酸流失，失去保健功效。

A6：④以上皆非

茶多酚一旦與牛奶結合便會失去效果，冷泡茶的茶多酚含量會比熱茶少，而研究也證實，第七泡仍有農藥殘留，所以第一泡倒掉去農藥根本沒用。

A7：④以上皆是

蜂蜜可以抑制造成齲齒的細菌生長，達到保護牙齒的效果，並且能抑制牙周病細菌滋長，有助於牙周病治療。蜂膠可以抑制及消滅導致蛀牙的致病菌，有效預防蛀牙，並幫助牙齦再生，改善口腔炎。茶所含的「氟」可強化牙齒的琺瑯質抗酸化與再鈣化的能力，而「兒茶素」則可以抑制鏈球菌和其他細菌生長，使牙齒較不容易蛀牙。

A8：①裸麥花紛

裸麥花粉可有效防治男性攝護腺肥大引發的下泌尿道感染發炎（包含攝護腺、尿道、膀胱），還可輔助改善攝護腺功能，對攝護腺疾病有極佳的預防與治療效果。

A9：③ＬＰ菌

只有ＬＰ菌，可改善多種過敏症狀，如過敏性鼻炎、過敏性結膜炎、氣喘、過敏性蕁麻疹、異位性皮膚炎、過敏性肺炎、過敏性偏頭痛。其他如比菲德氏菌、保加利亞乳桿菌及嗜酸乳桿菌，主要在調理腸道機能。

A10：①薑黃

人蔘可增加血液中免疫細胞的數量，達到預防感冒的效果。蜂膠則可抑制病毒，對A型流感病毒、腺病毒、純皰疹病毒、HIV-1病毒等多種病毒皆有抑制作用。此外，燕窩的萃取物可以和禽流感與流感病毒相結合，進而阻斷病毒，達到抗感冒（流感）效果。

★檢驗結果

□ **答對7～10題**

你對天然保健食品的知識充足，建議詳讀PART2，建立更完整的保健食品概念。

□ **答對4～6題**

請加強你對天然保健食品的認識，建議詳讀PART2加PART3，從中找出適合你的保健處方。

□ **答對0～3題**

你對天然保健食品的認識嚴重不足！請從PART1開始逐一詳讀，建立正確的保健概念。

SOS　吃這個　看這裡

你的健康需求	你可以選擇的天然保健食品	速翻！
狀況⑤ 想要健康窈窕的你…… 想要**減肥**	茶 益生菌	P76 P142
狀況⑥ 經常加班熬夜的你…… 想要**護肝**	蜂膠	P176
狀況⑦ 發現「蛋白尿」警訊的你…… 想要**護腎**	薑黃	P165
狀況⑧ 準備考試或年紀大了的你…… 想要**增加腦力**	人蔘 銀杏	P66 P104
狀況⑨ 經常拉肚子或便便不順暢的你…… 想要**改善便祕或腹瀉**	益生菌	P142
狀況⑩ 反覆感染又說不出口的你…… 想要**防治泌尿道感染**	益生菌 裸麥花粉	P142 P169

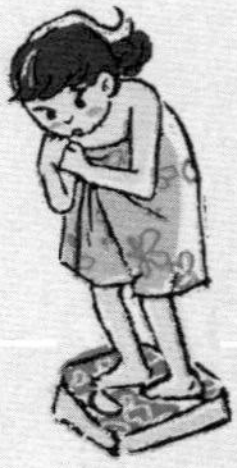

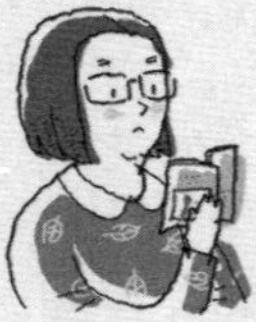

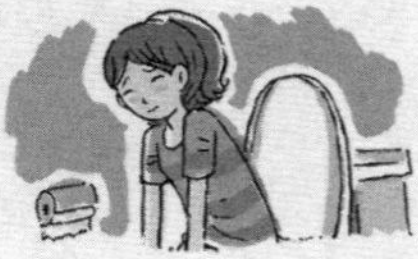

閱讀索引　自我檢測 DIY

10種情境提醒你該補充這些營養了！

(本書精彩內容速查！)

SOS　吃這個　看這裡

你的健康需求	你可以選擇的天然保健食品	速翻！
狀況① 經常感冒的你…… 想預防**感冒** 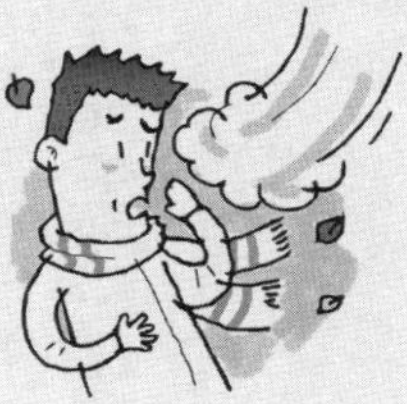	人蔘 大蒜 燕窩 益生菌 蜂膠	P66 P93 P115 P142 P176
狀況② 血壓容易飆高的你…… 想控制**血壓** 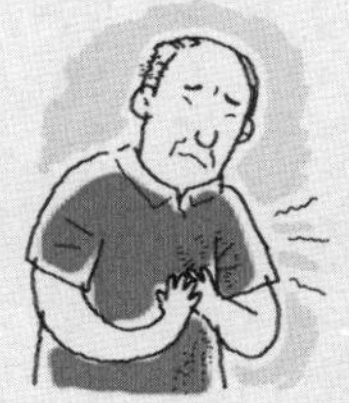	茶 大蒜 紅麴 納豆	P76 P93 P125 P131
狀況③ 膽固醇過高的你…… 想降低**血脂** 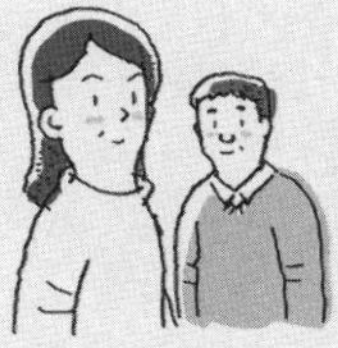	茶 大蒜 紅麴 納豆 益生菌 薑黃	P76 P93 P125 P131 P142 P165
狀況④ 三餐老是在外或有糖尿病的你…… 想控制**血糖**	蜂蜜 人蔘 茶 大蒜 納豆	P50 P66 P76 P93 P131

觀念篇

1

為什麼我們需要吃「天然保健食品」？

揭開老祖宗養生祕方的神奇治癒力

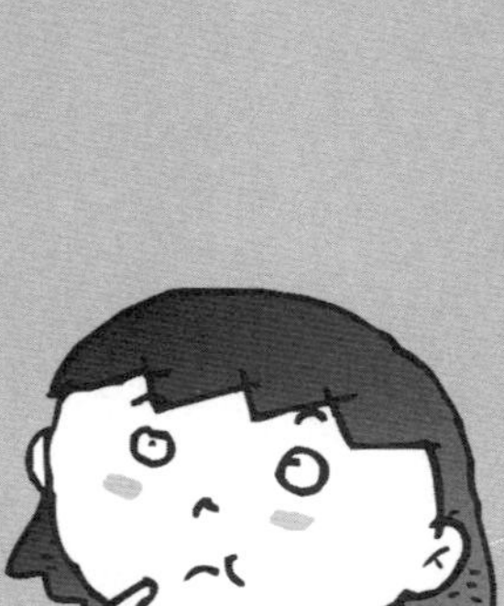

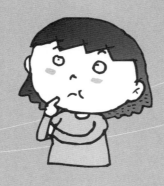

逢年過節，很多人會送人蔘、燕窩給親友滋補養生，
料理三餐，大家會覺得有紅麴、大蒜入菜比較營養，
但是，這些老祖宗的養生秘方，真的有健康根據嗎？
其實，有不少傳統天然保健食品，
功效的確已經獲得醫學臨床證實，
而且只要選對、用對，甚至有一般保健食品無法取代，
且超乎一般大眾熟知的健康效果。
現在就讓我一一說明「天然保健食品」無可取代的原因，
了解上天所賜予的神奇治癒力吧！

無可取代的理由①

「純」的不一定最好！

要說明「天然保健食品」為什麼擁有無可取代的神奇治癒力，我們得先了解同樣都是保健食品，「天然」和「一般」保健食品，到底有什麼差異。所謂「天然」，就是在製造保健品的過程中，不改變原有的天然組成型態，而一般的保健食品，則是經過萃取、分離等過程純化，或是人工合成的營養素；簡單來說，天然保健食品就是某種我們常吃的食材，只要直接攝取即可，即使是為了保健目的而製成方便服用的錠狀或膠囊，也只是將其乾燥、濃縮而已。

天然保健品是上帝的傑作

你或許會覺得奇怪：「既然要補充身體不足的營養，把需要的有效成分純化出來，不是更方便、更有效果嗎？」錯了，天然保健食品無可取代的原因之一，正是因為「對身體來說，『純』的不一定比較好」！

對於一些成分簡單的保健食品，如維生素與葉黃素等很久之前就被純化，而且也單獨拿出來做研究證實其效果的保健食品，當然直接吃純化後的就可以，但是人類還不是上帝，自然的奧祕還未能完全掌握，所以有些保健食品因為成分複雜，目前研究也還沒有弄清楚其中各個成分的角色與用途，所以在這種情況下直接吃天然的比較好。

譬如說人蔘裡面有三十幾種皂苷，有些會收縮血管、有些會舒張血管，現有的研究並沒有辦法釐清如何搭配這些皂苷能達到最好的效果，胡亂搭配可能會得到反效果，而且也沒有研究文獻支持人工混搭之後的效果，所以人蔘還是只能吃天然的。再如蜂蜜有抗菌的能力，但是因為內含上千種化合物，目前研究也還沒有純化其成分再拿來單獨做研究，所以蜂蜜拿來做燙傷敷料是整個用上而不是用蜂蜜的某一個成分。

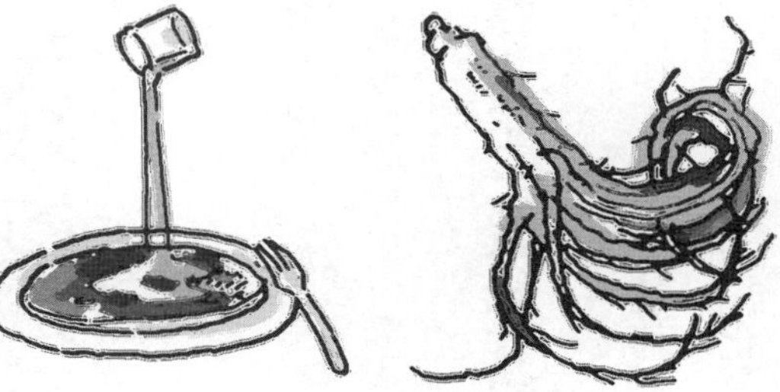

人蔘、蜂蜜吃天然的，效果最好。

無可取代的理由②

天然複方成分，有1加1大於2的功效

天然保健食品最大也最無可取代的優點就是，它擁有「天然複方成分」，可以讓不同成分發揮協同作用（synergy），達到一加一大於二的保健效果。

「食物相生」就是食物與食物間的協同作用

協同作用是大自然基本作用之一，廣泛存在於我們日常生活中。以海水為例，雖然科學家已經可以製造出化學結構和天然海水完全相同的人造海水，但把海水魚飼養在人造海水中，魚卻沒有辦法健康的成長或存活，那是因為海水是複雜且組成結構尚未被完全理解的混合物，透過這些物質的協同作用，才能培育出如此豐富的海洋生物。

此外，像是我們常聽說的「食物相生」也是一種協同作用。以我經常喝的鮮魚豆腐味噌湯為例，魚和豆腐搭配吃，不僅有營養互補的作用，還有防病、治病的功效。雖然從營養成分來說，魚和豆腐中的蛋白質都是不完全的，但兩者搭配食用時，就可以截長補短。而且豆腐雖然含鈣量多，單獨吃並不利人體吸收，但搭配魚一起吃，因魚含有豐富的維生素D，就能提高鈣的吸收率二十多倍；加上魚肉含有較多的不飽和脂肪酸，豆腐蛋白中含有大量大豆異黃酮，兩者都具有降低膽固醇的作用，一起吃對冠心病和腦梗塞的防治也很有幫助。

天然保健食品的功效，無法靠人工合成

大家都知道，人蔘最獨特的保健成分為人蔘皂苷，每種人蔘的皂苷種類含量都不同，目前已發現的皂苷成分（如：Rh1、Rh2、Rh3、Rg1、Rg2、Rg3、Rg5、Rs1、Rs2、Rs3等）就有三十幾種，各種皂苷不僅有其獨特的功效，而且皂苷與皂苷間還能發揮協同作用，衍生出更多有益人體的保健功效。

事實上，不僅人蔘，所有食物都是如此。我們必須吃由大自然所創造的全食物，因為大自然所創造的食物營養素，是人工無法製造或複製的。換句話說，營養補充對現代人確實有其必要，但也只能「補充日常飲食不足」，並無法取代真正的食物。

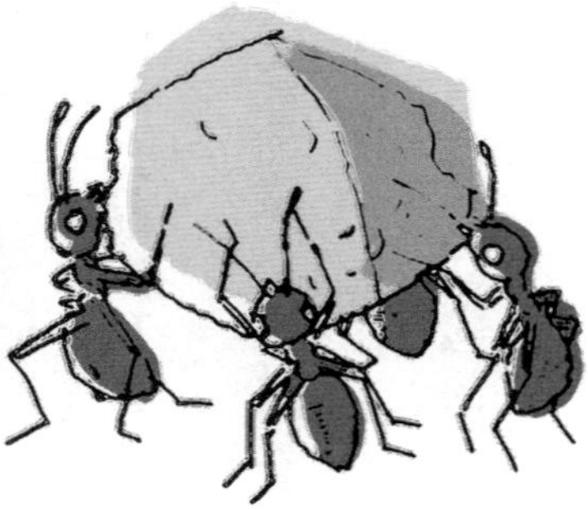

所謂「協同作用」，就是一種團結的力量：一隻螞蟻搬不動，但一群螞蟻卻可以有無限可能！

既然生活所需食材越天然越好，保健食品更是如此。天然保健食品含有身體所需的保健成分，是一般食物與一般營養補充品無法提供的，加上其組成結構尚未被完全理解，無法透過人工合成，且經由萃取、分離純化出來的單一成分，容易產生反效果或是沒效果，因此想要吃出保健效果，唯一辦法就是不改變它原有的天然組成型態，「直接吃」才能獲取這份上天所賜予的神奇治癒力。

CH3

無可取代的理由③

老祖宗的養生祕方有驚人發現！

正因為天然保健食品具有良好的保健功效，所以即便沒有經過醫學研究，老祖宗也早已發現它們的好，並將用法代代相傳至今。但隨著醫學科技的進步，這些老祖宗的養生祕方，已陸續有了「新」的用法或保健功效，像是：

蜂蜜：不只能美容養顏，還可用於「燒燙傷的傷口護理」

很多人都知道喝蜂蜜可以美容養顏，或是潤肺止咳，但很少人知道，蜂蜜的天然神奇治癒力，還包含燒燙傷口的護理功效。在英國外科醫學會建議下，燒傷首選的治療藥物不是燙傷藥膏，而是蜂蜜。因為蜂蜜具有抗菌、抗發炎的效果，可以迅速清除創傷和消除惡臭，保護傷口不受感染，加上它的吸水性強，能提供傷口濕潤、無菌的癒合環境，有助傷口癒合。

不僅如此，蜂蜜還可以抑制口腔細菌，達到保護牙齒的效果，所以睡前含一口蜂蜜，口腔保健效果可能比牙膏還好！

★想知道蜂蜜其他健康絕活，詳見五〇頁

燕窩：華人眼中的上八珍，是「禽流感&流感」的防治良品

燕窩是中國人眼中山珍海味的上八珍之一，不過近年來連環爆發的禽流感疫情，人們聞鳥色變之餘，往往也擔心：「吃燕窩會不會得到禽流感？」其實恰恰相反。研究發現，燕窩富含唾液酸（Sialic Acid）可以和禽流感與流感病毒相結合，進而阻斷病毒、抑制病毒傳染，所以流感與禽流感疫情爆發時，多吃燕窩反而可以有效預防感染。

★想知道燕窩其他健康絕活，詳見一一五頁

裸麥花粉：除了是女性青春泉源，更是「男性攝護腺保健救星」

提到裸麥花粉[1]，大家多半認為它是女性保健食品，但其實裸麥花粉也是中老年男性不可或缺的保健良品。從實驗研究、臨床觀察和流行病學調查皆發現，裸麥花粉最大

的保健功效，其實是男性攝護腺肥大引發的下泌尿道感染發炎，並有改善攝護腺功能，預防與治療攝護腺疾病的極佳效果。

★想知道裸麥花粉其他健康絕活，詳見一六九頁

看完上面幾個例子，你會不會覺得不可思議呢！沒想到，吃起來甜甜的蜂蜜，竟然可以防治蛀牙，取自鳥禽的燕窩，竟然可以防治禽流感，而看似女性才適合的裸麥花粉，實際上竟是男性攝護腺救星！其實，經由現代醫學研究發現，老祖宗的養生祕方還不只如此呢！下個章節中，我將進一步介紹跟我們切身有關的老祖宗養生保健祕方，以及經科學證實的嶄新發現。

在此之前，我想先提醒各位讀者的是，關於選購天然保健食品的祕訣。以免不小心買錯了、誤用了，不但無法獲取上天所賜予的神奇治癒力，還可能越補越大洞，那就得不償失了。

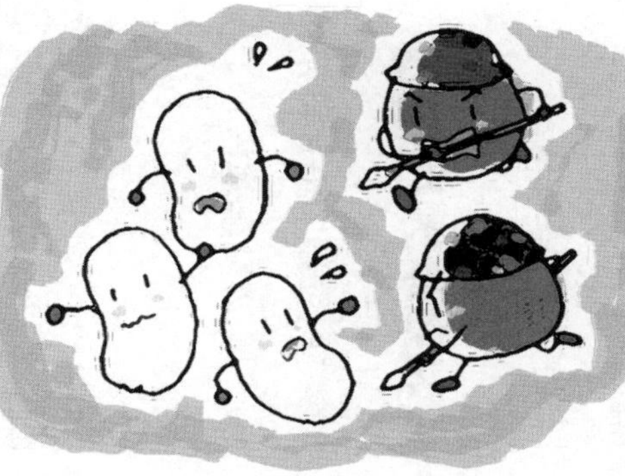

天然保健食品和一般保健食品一樣，用對了妙用無窮，用錯了不僅花了冤枉錢，身體還越補越大洞！

CH4

2大地雷，購買天然保健品務必注意！

維護健康雖然少不了天然保健食品，但我必須提醒大家，不是天然的就好，也不是以訛傳訛，聽說有功效就一窩蜂去搶購。購買天然保健食品，請務必留意以下兩大地雷：

地雷① 不是標榜「天然的」就沒有隱憂

廣告說「天然的尚好」，而本書談的也是天然保健食品，所以天然的就一定好嗎？我必須提醒大家，保健食品並非「天然的」就一定沒問題。像先前提到的「牛樟芝」，本身具有腎毒性，吃多會傷腎，就不能長期服用。

牛樟芝含腎毒，廠商贊助的研究信不得

聽到我不建議吃牛樟芝，很多民眾都會嚇一跳，急著問：「不是研究都說牛樟芝是有效的，你說它不好有根據嗎？」身為醫師，當然講究根據，我之所以不建議，基本上

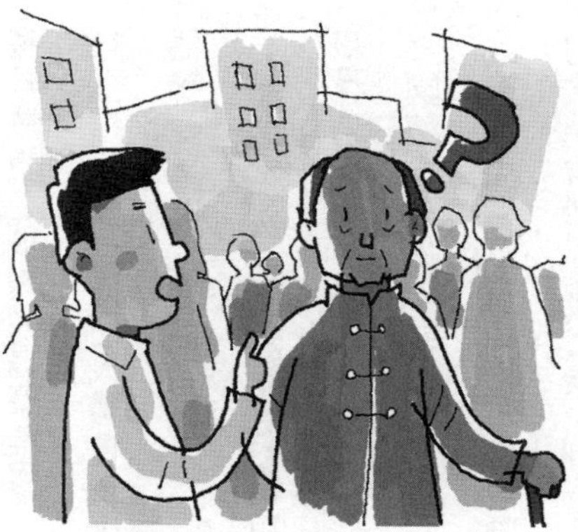

購買天然保健食品，千萬不要別人說吃什麼好
就一窩蜂的跟著嘗試，小心最後花錢找罪受！

有兩大原因：

①所謂的「有效研究」都是廠商資助的

根據我的了解，目前顯示牛樟芝無害且有效的研究，都是廠商資助的，這就像「球員兼裁判」，當然都能「『安全』上壘」。

②「有問題的研究」被隱匿了

二〇一三年五月經濟部生技中心委託生技業者進行九十一天的動物實驗，按體重每公斤給予二百、六百、二千毫克三種劑量，結果老鼠在接受口服牛樟芝子實體粉末後，竟出現細胞異常增生、空洞化現象，不僅對肝、卵巢造成傷害，且對腎上腺具有高毒性。然而這項研究結果一開始並未對外公布，是後來被消基會踢爆才得以公開的。

「天然」保健食品未爆的問題還有一籮筐

不只牛樟芝，有問題或效果無法確定的天然保健食品還有很多，像是幾年前在塑化劑風暴中，不少標榜天然提煉的保健食品都紛紛中槍，被檢驗出含有塑化劑。而被視為生醫界熱門之星的「褐藻糖膠」，宣稱能抑制癌細胞成長甚至具有減少癌症復發的能力，實際上迄今沒有任何人體實驗，僅有細胞株或動物實驗，是否對人體真正有效，仍有待評估。

類似案例在國外也時常可見。像一九八〇年代上市的健康食品「左旋色胺酸（L-tryptophan）」，因造成三十多個死亡案例、一千五百多個血液疾病的副作用病例，被美國藥物食品管理局（FDA）禁止販售。隨後經流行病學研究查明，這是因為以基因改造菌種大量製造的左旋色胺酸，其製造過程很容易產生有害人體的毒素，後來美國藥物食品管理局雖於二〇〇一年解除其銷售限制，但繼續禁止其進口。

不過近年來這種成分的健康食品又改頭換面、重新上市，業者強調新一代的左旋色胺酸是「天然萃取」的「植物性成分」，可改善失眠、肥胖、頭痛等問題，但經美國醫學中心 Mayo Clinic 針對其市售六種產品進行成分分析後卻發現，這類產品號稱天然，卻有高達三至一五%的成分與當年被禁用的產品組成相同[2]，所以即便新一代的左旋色胺酸還沒有引發任何致死病例，但安全性實在堪慮。美國藥物食品管理局因此還針對這個研究結果提出緊急呼籲，要求民眾在選購前務必小心，以免買到具有致死副作用的產品。

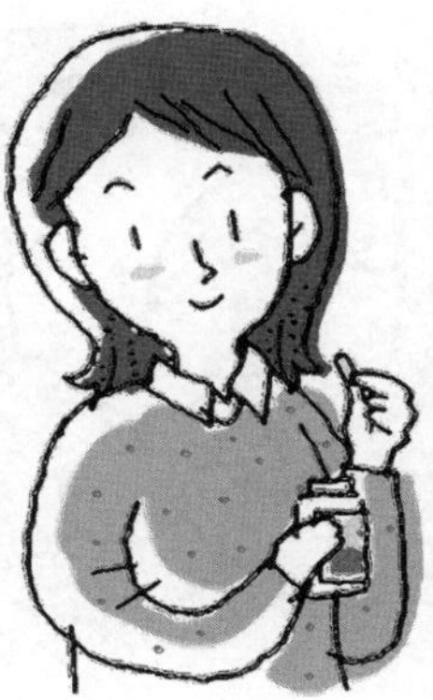

保健食品必須通過「人體對照雙盲研究」才值得信賴！

地雷② 不是有「研究證明」就可以安心

保健食品除了要留意，並非成分「天然」就沒問題，也要注意，不是掛上「研究證明」就可以安心，因為你還得進一步確認，「到底是什麼研究」才行。

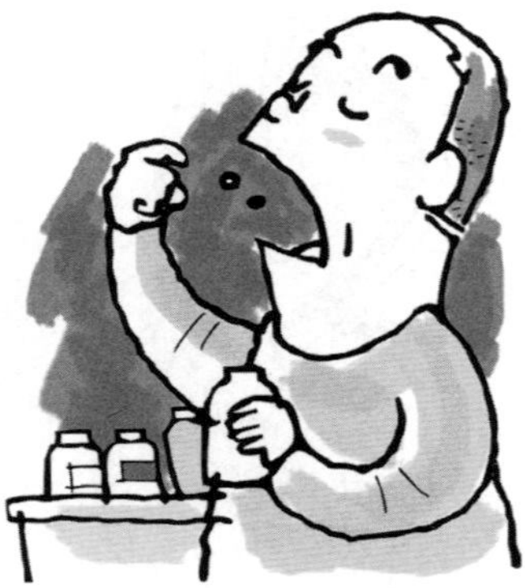

通過動物實驗或組織實驗，並不能證明人吃了會有效。

通過「人體對照雙盲研究」才能信賴

所謂人體對照雙盲研究，就是集人體實驗、對照實驗[3]和雙盲實驗[4]等三種不同形式的實驗為一體的研究方式，這方式可以剔除最多影響研究的因素，因此獲得的結果也最為中肯、準確。

坊間有許多保健食品，廣告常強調「經實驗證明具有〇〇〇效果」，其實所謂的實驗並不一定是人體實驗，而是動物實驗或組織（體外、實驗室、細胞）實驗，這些實驗並不能證明「人吃了會有效」。因為無論藥物還是食物，人體攝取後都需經過胃酸消化、吸收，再經過肝臟代謝後才開始生效，而組織（體外、實驗室、細胞）實驗，卻無

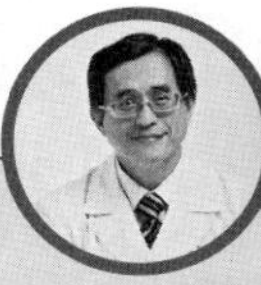

你一定要知道！

小綠人認證，其實只通過「動物」實驗！

許多通過政府健康食品認證的保健食品，常以其標章「小綠人」作為宣傳主軸，強調「研究證實保健功效，獲國家『健康食品』認證」。許多消費者在選購保健食品時，也會以此作為選擇依據；但我始終覺得這個標章誤導了消費者，而且不應該標示「小綠人」，而應該標示「小老鼠」，為什麼呢？原因很簡單，因為這個標章只需要通過「老鼠實驗」就可以獲得！

動物實驗的證據力，只有C級以下的水準

老鼠跟人之間的差距有多大，不必我多說，大家都心知肚明，因此在藥物研究中，只通過老鼠實驗的藥物，是不可能被核准上市的。因為即使老鼠實驗有效，但人體實驗無效或有嚴重副作用的藥物相當多，因此動物實驗的證據力，就醫學的角度來看只有C級以下的水準。

事實上，「小綠人」標章的確曾經破功過！還記得不久前的黑心油事件嗎？當時味全旗下21款油品因使用大統違法油下架，衛福部更公布多達176件不符規定的油品清冊，其中名列問題油的「味全健康食用油」，以及「福懋健康調和油」，就都有「健康食品」認證，而且還標榜「調節血脂」功能！由此可見，保健食品是否安全、有效，健康食品認證只能稍作參考，實在不能做為選購依據。

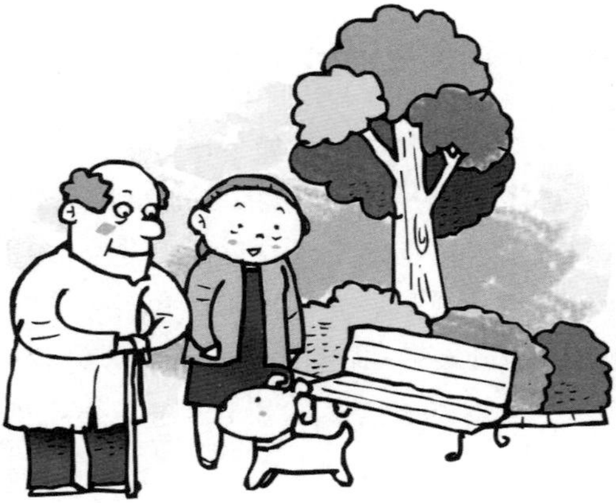

吃對保健食品，才能省錢又有效！

從得知消化、吸收及肝臟代謝或血中其他物質的影響。舉例來說，組織（體外、實驗室、細胞）實驗中的癌細胞株，用唾液就可以殺死，但這並不表示「吃唾液」可以抗癌；動物實驗也是如此，即使是和人類最接近的猩猩、人猿，都和人類有極大的消化吸收及代謝差異，更何況是一般以老鼠進行的動物實驗？

所以從醫學的角度來看，真正可以相信的研究，只有在人體中做所謂前瞻、對照、雙盲的研究，這在醫學上叫作A級證據，表示它不大容易因為其他因素的干擾，而產生錯誤的結果。舉例來說，魚油可以「預防糖尿病病變並減緩神經病變的發展」，在國際上已經過人體前瞻、對照、雙盲研究證實，只要確認所攝取的魚油與研究所用的魚油相同，就可以確定其保健功效。

這也是我不輕易推薦保健食品的原因。身為醫者，必須以醫學的嚴謹態度為大眾把關，因此在保健成分的功效上，應該採「問題從寬、效果從嚴」的態度，也就是保健成分「有問題的標準」放寬，只要動物研究出問題就淘汰，但「有效的標準」則必須從嚴，只有通過「人體對照雙盲研究」的A級證據才做採納。

在《吃對保健食品！》一書中所推薦的十大保健食品，以及本書所介紹的十二大天然保健食品，都是以此標準篩選出來的。讀者只要了解，選購保健食品時不僅要注重功能性的有效與否，更要考量安全性及毒性副作用，以真正科學性的研究證據來作為選擇標準，就不用擔心花了大錢，反而賠上健康。

1 裸麥花粉（Rye Pollen）生長在瑞典南部，經由特殊萃取方式取得。約三十年前，由奧斯克奧普馬克（Ask-Upmark）教授報導出具有治療慢性非細菌性前列腺炎的功效，之後就被製成健康食品，目前在歐洲各國廣泛地被使用。

2 Nature Medicine 1998;4:983

3 對照實驗：兩組實驗條件相同，一組服用安慰劑，一組服用真正的實驗錠劑（或劑量），然後將兩者做「對照」比對。

4 雙盲實驗：「實驗的對象」及「進行研究的人員」皆不知道哪些屬於對照組、哪些屬於實驗組，以避免實驗對象或進行研究的人員因主觀（自我意識）而影響實驗結果。

因為影響研究結果的因素不勝枚舉

6 觀察者偏見

先入為主的印象

同樣觀察中風病人的用藥效果，結果雙盲研究的醫師證實無效，但是知道用藥是哪些人的醫師，往往會認為有用藥的人，比安慰劑使用者出現明顯的療效。

7 記憶扭曲效應

選擇性的記憶

股票投資者往往比較會記得投資成功、賺錢的那幾次，醫師也大多只會記得治療有效的反應，下意識的忘記無效的情況或副作用。

8 退出實驗

無效者自然淘汰

人體實驗中，沒有療效的個案往往會因此退出實驗，導致留下的大多是有效的個案，因此出現「超級有效」的假象。

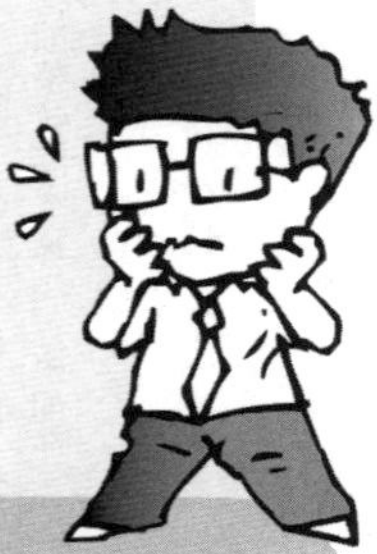

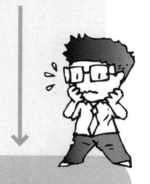

因為影響研究結果的因素太多，所以即使通過「人體試驗」還不夠！

還必須同時符合「對照」、「雙盲」等條件才行

即使通過「人體試驗」還不夠！

1 安慰劑效應

服用安慰劑，有 30 ～ 50%會出現有效反應

休士頓火箭隊的隊醫布魯斯，曾將隊上罹患關節炎的患者分為 2 組，在患者不知情的情況下，1 組 5 人接受大家認為有效的手術，1 組 5 人做假手術（只是在關節表面做切入、縫合），手術後追蹤 2 年，結果接受假手術的 5 人中，有 4 人覺得手術非常有效，並且願意推薦其他罹患了關節炎的朋友來進行這項手術。

2 迎合效應

不喜歡讓別人失望是人的天性

受測驗者若知道吃的是實驗藥物，往往會傾向做出有效的陳述，尤其是醫師在病患的心目中具有權威，因此受測驗者往往會下意識的迎合醫師期望。

3 實驗效應

不知不覺的自我約束

受測驗者在實驗過程中，可能會比較注意健康，從而不知不覺改變自己的飲食、運動等生活習慣，進而使健康狀況獲得改善，但卻往往被誤認為是治療的效果。

4 羅森塔爾效應

實驗者偏見會影響受試者的表現

哈佛大學心理學教授羅森塔爾曾做過一個有名的實驗。他把一群小老鼠隨機分成兩組，並分別告訴 A、B 組的實驗員，A 組是經篩選的高智商老鼠，B 組為普通老鼠，兩組老鼠在訓練後進行迷宮測試，結果發現 A 組老鼠的成績明顯比 B 組更好，原因就在受試者的表現，會受到實驗者的期待所影響。

5 疾病的病程

本來就會慢慢好轉

許多疾病本來就會自然緩解，但是醫師往往會認為是治療的結果。

品，並將標示不實且可能有害健康的保健食品全數下架（見下表）。

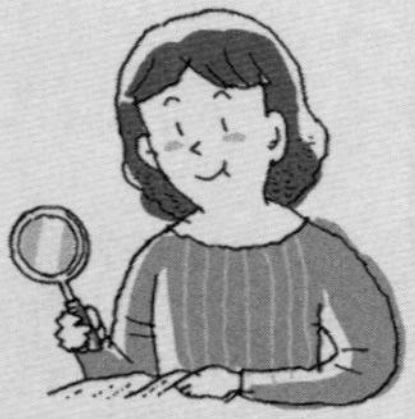

美國 4 大零售商遭勒令下架的保健產品

零售通路	問題品牌	問題產品
健安喜（GNC）	Herbal Plus	銀杏不含銀杏，金絲桃不含金絲桃，人蔘不含人蔘，紫錐裸麥花粉不含紫錐裸麥花粉，鋸櫚莓只有一個採樣驗出鋸櫚莓，其他皆無；此外，產品還驗出有未標示出來的莢果類填充物，如花生和大豆等，對過敏者有危險。
塔吉特百貨（Target）	Up & UP	銀杏不含銀杏，金絲桃不含金絲桃，有部分紫錐裸麥花粉不含紫錐裸麥花粉。
沃爾格林藥妝連鎖店（Walgreens） ★全美最大連鎖藥妝	Finest Nutrition	銀杏不含銀杏，金絲桃不含金絲桃，紫錐裸麥花粉不含紫錐裸麥花粉，人蔘不含人蔘，尤其是人氣商品「人蔘丸」，實際成分只有粉狀的大蒜和米。
沃爾瑪超市（Walmart） ★世界最大連鎖超市	Spring Valley	銀杏不含銀杏，只含粉狀的蘿蔔、小麥和盆栽植物，而標示卻強調不含麥類和麩質，過敏體質者服用反而有健康風險；此外，金絲桃不含金絲桃，人蔘不含人蔘，大蒜一個採樣含少許大蒜，紫錐裸麥花粉不含紫錐裸麥花粉，鋸櫚莓產品則有部分出現標示含量不足的情況。

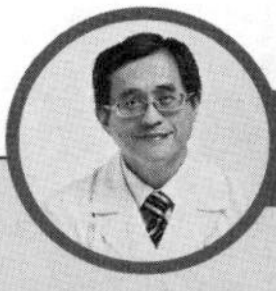

你一定要知道！

出國買保健食品風險高，多比多查很重要！

台灣人出國旅遊愛買保健食品，一是有些品項只有國外有，二是覺得比較省錢划算。2015 年消基會調查發現，一樣的產品，在國外買確實比在台灣便宜許多，以美國 GNC 和日本 DHC 兩家品牌的保健食品為例，國內外價差就高達 1.4 ～ 4.1 倍，也因此，許多民眾出國必買保健食品。但事實上，外國的月亮沒有比較圓，即使是美國這樣的保健食品大國，也難逃假藥充斥！

假藥充斥，小心買到劣質品

有鑑於華人觀光客多有這樣的需求，因此北美、紐澳、日韓等地領隊，都會提供帶團至「產地」、「工廠」或「批發倉庫」採購的服務。這類專為華人觀光團服務的銷售場所，往往是當地消費者不得其門而入的封閉賣場，賣場中的產品大部分是針對觀光客量身訂做，所販售的健康食品，在當地的大眾通路或健康食品專賣店可能遍尋不著，因此品質當然無法有保障。

那麼，大型購物商場或健康食品專賣店就沒問題了嗎？當然不是！2015 年 2 月，紐約州檢察總長便以法律行動勒令 4 大零售商：健安喜（GNC）保健食品連鎖店、塔吉特（Target）百貨公司、沃爾格林（Walgreens）藥妝連鎖店和沃爾瑪（Walmart）超市，不得販售蓄意欺騙消費者的保健食油，自己常打電腦應補充的葉黃素等等，設定好要購買的東西品項，才不會一下子失心瘋購買了一堆不需要的產品。

準備 2　先上官網了解產品，有沒有真正科學性的研究證據：官網上如有說明產品經過人體對照雙盲研究，或使用與「通過人體對照雙盲研究」同等級的原料，其安全與效果就可以信賴。

準備 3　了解各國產品認證，選擇嚴謹認證的產品：全球認證一大堆，但並不是所有認證都值得信賴，若要參考認證商標，較嚴謹的「歐盟 EFSA 食品安全認證」，以及「歐洲產品品質認證（CE 認證）」，是我個人認為比較可以作為國人選購保健食品的參考。

總之，無論是保健食品還是天然保健食品，也不管是在國內買還是出國買，選購前一定得多做功課、審慎評估，除了成分效果之外，還應留意上游製造端，包含：公司背景、研發團隊、產品成分、生產品管等，綜合資訊後再做判斷。

到日本遇到的保健食品陷阱

陷阱 1　深海鮫肝油：鮫即是鯊魚，位處食物鏈頂端，幾乎無法避免汞及戴奧辛的污染。

陷阱 2　鯊魚軟骨：同前。

陷阱 3　北海鱈魚油：常有汞污染。

陷阱 4　眼窩油：一定來自大魚，如鯊魚、旗魚、鮪魚，很難避免汞污染。

健安喜（GNC）保健食品連鎖店、塔吉特（Target）百貨公司、沃爾格林（Walgreens）藥妝連鎖店和沃爾瑪（Walmart）超市，都是全球數一數二的零售通路，結果出問題的保健食品仍舊一大堆，當中還不乏暢銷全球的知名品牌。換句話說，在人生地不熟、無法掌握產品安全，又不能獲得保障的情況下，出國買保健食品，實在是形同「賭一把」的勇敢行為！

反過來看，雖然台灣近年來食安問題頻傳，但還是有不少良心商家致力製作好東西，消費者只要謹慎選擇，反而能透過市場消費力帶動品質的提升，達到良性循環，實在毋須買「進口貨」。再說，有些產品其實是「在地的」更好，例如生鮮蔬果，自然是在地的最新鮮，天然保健食品也一樣，台灣在地的龍眼蜜，品質與功效皆不亞於國外醫療級蜂蜜，而在地培養出的益生菌，反而最能打擊當地害菌，達到最佳的保健功效。

出國採買健康食品，請先做好 3 大準備

話說回來，礙於國內保健食品法規，有些保健食品還真的得出國買才行，像是台灣市場上幾乎買不到的「鋸棕櫚」，以及高劑量 Q_{10}（600 毫克）與維他命 D（美國有 1 個 4000U 的產品，而國內每顆限量 550U）。如果一定得出國採買保健食品，建議大家先做好以下準備：

準備 1　了解自己及家人的需求，設定採購清單：保健食品不是有吃就好，首先要先了解自己或家人需要及適合服用哪些成分的產品，設定採購清單。例如全家人日常保健的魚

健康篇

2

吃得對更要有效吃！

12大天然保健食品完全指南

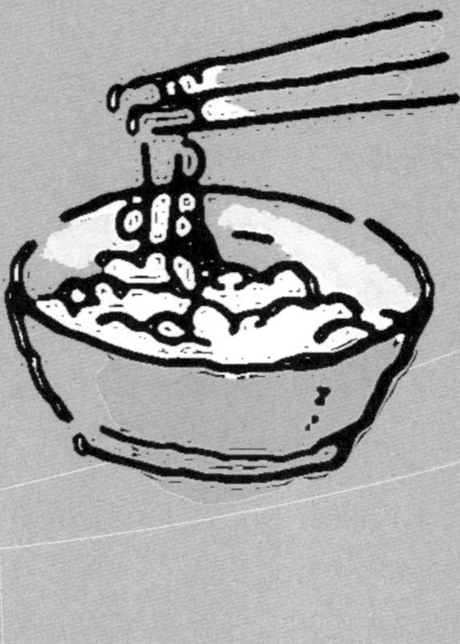

現代人想要打造健康身體，就不能不補充天然保健食品，
在遍查國際權威醫學雜誌研究內容，確認安全與效果兩大前提下，
我挑選出蜂蜜、人蔘、大蒜、茶、燕窩、紅麴、益生菌、
花粉、蜂膠、納豆、銀杏、薑黃等12大天然保健食品；
這些保健品對你我而言或許不算陌生，但談到功效，
很多人往往一知半解。
現在，就讓我來告訴你，
如何掌握這12大天然保健食品優越的保健力。

Top1

蜂蜜

★適合有這些煩惱的人

☑咳嗽 ☑燒燙傷 ☑皮膚傷口 ☑鼻子過敏 ☑血糖控制（代糖）

☑牙周病 ☑反覆發作的消化性潰瘍 ☑防癌 ☑癌症治療（緩解副作用）

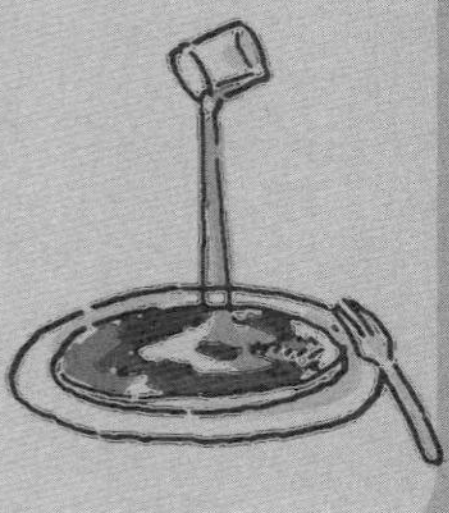

蜂蜜 7大健康絕活！

很多人都喜歡在鬆餅上淋上一匙美味的蜂蜜，濃郁香甜的好滋味，總是令人忍不住一口接一口，然而這樣的美味可說是得來不易。要知道，每磅蜂蜜都是蜜蜂飛行二萬五千次，採了二百萬朵花，經過八萬九千公里的飛行才可獲得；而這些還不是真正的辛苦，因為採集來的花蜜還得透過蜜蜂反覆的吸入吐出，和體內分泌的特殊酵素混合，加上勤快的搧風，才能慢慢轉化、脫水、熟成，成就出你我熟知的美味。

假如你認為蜂蜜就只有美味的話，那可就大錯特錯了！事實上，蜂蜜的健康絕活相當多，經醫學研究證實的效果就有以下幾個：

效果①治療咳嗽：對付久咳，效果比類固醇還好！

中醫認為蜂蜜甘涼而潤的特性具有潤肺功效，且西方醫學也已經證實，服用質地濃厚的純蜂蜜能夠潤燥止咳。像美國賓州州立大學發表的研究就指出，針對有上呼吸道感染導致夜間咳嗽的孩童，睡前吃蜂蜜比吃蜂蜜調味的鎮咳藥右旋美沙酚（dextromethorphan），更能緩解夜間咳嗽頻率和程度，止咳效果最好，睡眠品質也因此改善最多[1]。而以色列 Petach Tikva 社區小兒科診所柯翰（Herman Avner Cohen）醫師，也曾針對三百名一到五歲上呼吸道感染且有夜咳的孩童進行隨機雙盲試驗，受試孩童第一晚不給予任何蜂蜜製品或安慰劑，第二晚則在睡前三十分鐘給予蜂蜜或是安慰劑，結果也發現服用蜂蜜的孩童，夜咳情況比使用安慰劑組有明顯改善[2]。

更有研究證實，蜂蜜治療久咳不癒的效果比類固醇藥物還好！這項研究將感染後咳嗽持續超過三個月的病患分成三組，一組服用蜂蜜（HC group），一組服用類固醇藥物（S group），一組服用咳酚糖漿（C group），每日三次後，蜂蜜組的咳嗽頻率降低最多。正因為蜂蜜的止咳功效屢獲各國人體對照雙盲研究證實，因此連英國國家健保局（National Health Service, NHS）和家庭醫師（General Practitioner, GP）都建議，若是感冒引發咳嗽，不妨多喝自製的蜂蜜檸檬水來止咳。就我個人的經驗也是如此，蜂蜜和紫錐花是我獨家抗感冒祕方，只要出現感冒前兆，我就會服用紫錐花並含口蜂蜜，所以已經許多年不曾感冒。容易感冒的讀者朋友，下回再有感冒前兆時，不妨試試看吧！

效果②燒燙傷護理：別再塗牙膏了！蜂蜜才是真正有效的敷料

二〇一五年夏天發生的八仙樂園派對粉塵爆炸事故，相信大家都還記憶猶新，這個台灣史無前例的燒傷悲劇，不僅讓全台民眾關注，也讓燒燙傷的緊急處理成為醫療的熱門話題。

一般來說，「沖→脫→泡→蓋→送」是急性燒燙傷到院前處理的標準程序，其中針對沖脫完後的覆蓋，除了以浸濕的乾淨衣物蓋住傷口外，民間還流傳許多偏方，如牙膏、青草、奶油及蛋黃等。許多民眾在處理輕微燙傷時，也常直接使用這類偏方，希望減少感染及降低疼痛感，不過這類偏方往往沒有科學根據，例如牙膏，如果塗在較嚴重的傷

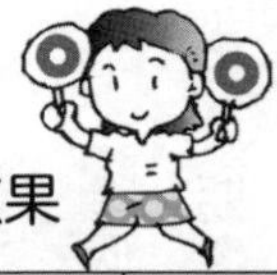

蜂蜜治療久咳不癒有顯著的效果

	蜂蜜（HC group）	類固醇（S group）	咳酚糖漿（C group）	P 值
年齡（歲）	42.3（13.2）	36.1（11.9）	42.0（11.8）	0.103（NS）
體重（公斤）	75.1（12.9）	77.1（8.8）	73.9（9.9）	0.534（NS）
病程（月）	3.0（2.9）	2.9（1.5）	2.9（2.7）	0.973（NS）
治療前	2.9（0.3）	3.0（0.0）	2.8（0.4）	0.082（NS）
治療後	0.2（0.5）	2.4（0.6）	2.7（0.5）	＜ 0.001（S）

註：NS：不明顯；S：明顯。

咳嗽頻率改善最多

口上，病人到醫院後牙膏會結成硬塊，移除時反會造成二度傷害，因此實在不應該再被使用。

假若只是很輕微的燙傷，無須就醫但又想緩解疼痛的話，那麼就塗蜂蜜吧！蜂蜜具有抗菌、抗發炎的效果，可以迅速清除創傷和消除惡臭，保護傷口不被感染。再加上它的吸水性極強，能提供傷口溼潤、無菌的環境，幫助傷口的癒合。國際上目前已經有許多研究證實，燒傷首選治療不是燙傷藥膏而是蜂蜜[3]。加上蜂蜜在傷口癒合的各個階段都有療效，例如發炎期能抗菌、緩解疼痛、提供細胞營養；恢復期能幫助上皮細胞與結締組織生長、提升纖維母細胞活性、預防水腫及滲出物、幫助傷口癒合並防止傷口攣縮[4]，因此醫材商早就推出醫療專用的蜂蜜敷料，並獲得美國藥物食品管理局（FDA）核准認可，廣泛運用於慢性下肢潰瘍（糖尿病足）[5]、褥瘡、外科傷口[6]等各種創傷[7]治療中。

效果③緩解過敏性鼻炎症狀

多喝蜂蜜，起床不再噴嚏連連

早上一起床，你是不是會連打好幾個噴嚏作為起床號，或是明明沒有感冒，但只要氣溫一變化就會鼻塞、流鼻水的「鼻子過敏（過敏性鼻炎）」一族呢？在台灣，過敏性鼻炎是相當普遍的疾病，根據統計，至少有四分之一的成人和三分之一以上的兒童有此困擾。由於過敏性鼻炎的發炎反應屬於免疫調節問題，和感染引起的發炎大不相同，所以往往被歸類為「體質」而難以根治，只能吃藥壓抑症狀。事實上，若想緩解鼻子過敏症狀，與其吃藥，不如多吃蜂蜜來得效果更好。

美國曾有免疫學專家用蜂蜜做隨機對照研究，發現每公斤體重服用一公克蜂蜜，可降低過敏性鼻炎症狀[8]；而且，如果在蜂蜜當中加入樺木花粉，讓對花粉過敏病患者長期食用，患者就能對花粉漸漸產生耐受力，進而減少過敏的機會，而且效果比只吃一般蜂蜜和只吃抗過敏藥物來得更好[9]。

效果④幫助血糖控制：比起一般甜味劑，更適合作為糖尿病人的代用糖

在刻板印象中，只要是甜食，都要禁止糖尿病人攝取，因此糖尿病患者偶爾想來點「甜頭」，只能用合成的甜味劑取代。其實對糖尿病患者來說，比起合成的甜味劑，天然的蜂蜜是更理想的選擇。目前已有許多臨床研究證實，蜂蜜的ＧＩ值與血糖上升峰值比葡萄糖、蔗糖低，更適合作為糖尿病人的代用糖[10]，而且相較其他甜味劑，蜂蜜能使血糖調控更不費力，減少因重複代謝醣類導致的代謝障礙，對控制血糖與預防肥胖都有很好的效果[11]。相反的，人工代糖在研究中並不能減低血糖與胰島素上升的幅度，也不能降低糖尿病患的體重，甚至有些人工代糖如糖精還有致癌的爭議。

效果⑤抑制幽門螺旋桿菌：避免潰瘍一再復發、傷害胃腸道內壁

上腹脹、胃酸過多、空腹時腹痛，但只要吃點東西，就能緩解疼痛？如果你有這些症狀，那麼你可能已經罹患消化性潰瘍，也就是胃或十二指腸潰瘍。根據統計，台灣地區大約有十分之一比例的人口有消化性潰瘍，發生率極高，如果沒有妥善治療，就會進一步形成胃腸道內壁穿孔或出血。消化性潰瘍發生的原因很多，包括遺傳、生活習慣不

佳（如抽菸、酗酒、刺激性食物）、緊張、壓力、胃黏膜再生能力不足或幽門螺旋桿菌的感染；其中，幽門螺旋桿菌並非人體自然存在的細菌，是經由感染才存在胃腸道中。由於幽門螺旋桿菌具有分泌酵素破壞胃腸道黏膜表皮細胞的特性，常容易造成胃炎，並導致潰瘍一再復發或無法痊癒，因此學者大都認為，有消化性潰瘍的病人，若發現腸胃道感染幽門螺旋桿菌，就應該以藥物根除。

要根除幽門螺旋桿菌，西醫當然會開立西藥，但中醫則大多建議吃蜂蜜。中醫認為，蜂蜜有補益脾胃之氣的功效，能幫助潰瘍癒合、減少潰瘍復發，而這個理論近年來也獲得西方醫學研究的證實。二〇一〇年《Archives of Medical Research 醫學研究檔案》[12]及二〇一四年《World Journal of Gastroenterology 世界消化雜誌》[13]皆有研究證實，經常服用蜂蜜，可以抑制胃腸道的幽門螺旋菌生長；不過，有消化性潰瘍問題的人，雖可服用蜂蜜做為日常保健，但急性發作時仍應立刻就醫，同時也不可以用蜂蜜來取代應服用的藥物。因為引起潰瘍的原因很多，胃黏膜保護作用的下降僅僅是原因之一，所以還是應先就醫找出問題根源，遵從醫囑治療，再搭配蜂蜜做為日常保健，才是解決之道。

效果⑥抑制牙周病細菌滋長：一口蜂蜜，滿口芬芳不蛀牙

蜂蜜吃起來甜甜的，因此往往被歸為甜食，以為多吃會導致蛀牙；事實上，真正的蜂蜜不但不會傷害牙齒，還可以抑制造成齲齒的細菌生長，達到保護牙齒的效果，並且能抑制牙周病細菌滋長[14]，有助於牙周病的治療！真正的蜂蜜具有抗菌、消腫、止痛和刺激細胞生長以修復感染損傷組織的作用，因此睡前含一口蜂蜜，反而可以讓導致齲齒的細菌一夜就全軍覆沒。另外，它具有清除感染傷口細菌的作用，所以對牙齦炎和牙周病也有效果。

效果⑦防癌&緩解癌症治療副作用

最平價美味的抗癌食品

癌症已連續三十三年位居國人十大死因首位，人人聞癌色變，因此「如何抗癌」始終為大眾所關切，坊間宣稱有抗癌效果的食品更是不勝枚舉，到底哪些真正有效呢？其實，抗癌保健不必花大錢，一罐真正的蜂蜜就能有抗癌效果！

目前，經人體對照研究證實，蜂蜜可以抑制膀胱癌細胞[15]，而對抗胃腸腫瘤或癌細胞的效果，也已通過動物實驗[16]。此外，對於癌症患者在化療或放療後出現「全血球減少」的現象，服用蜂蜜也能獲得相當的改善[17]。不僅如此，對預防或治療化療或放療後的口腔粘膜炎，蜂蜜不僅具有很好的效果，而且治療成效比類固醇還好[18]。

蜂蜜的抗癌機轉，目前已被認定具有抗菌、抗發炎、抗氧化、免疫調節等特質；而國際知名期刊《Molecules》亦有研究發現，無論是預防癌細胞出現、防止腫瘤細胞變化，還是抑制癌細胞的生長與擴散，蜂蜜都有一定程度的防治效果（見左圖）[19]。

蜂蜜在細胞各階段都能發揮抗癌效果

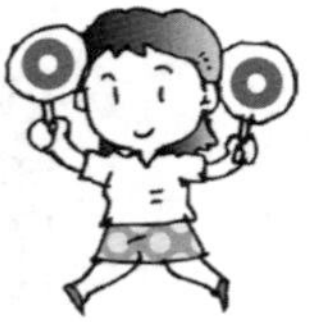

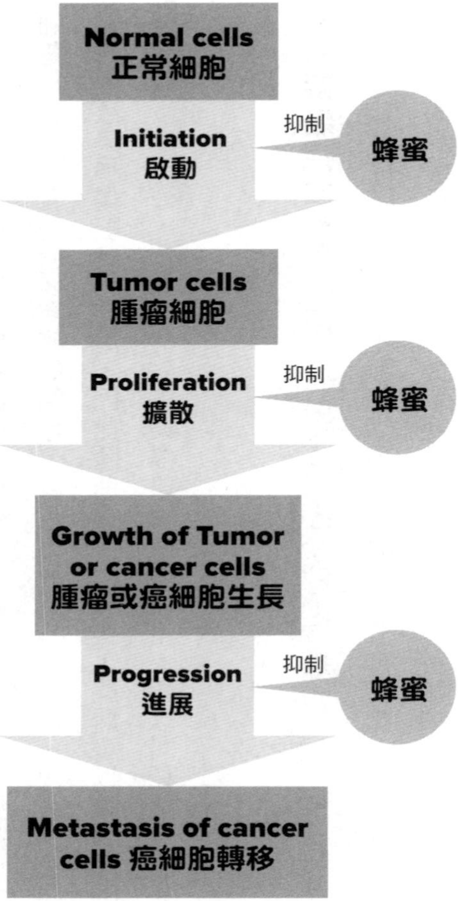

如何善用**蜂蜜**的天然保健力？

蜂蜜美味人人愛，而且吃了好處多多，當然是居家常備的天然保健品第一首選；但是想要獲得蜂蜜的天然保健力可沒這麼簡單，必須買對、吃對才行！

重點①小心買到「假蜂蜜」

由於蜜蜂吸了兩百萬朵花才能製成一磅蜂蜜，蜂蜜製成不易、供不應求的結果，就是到處都有摻糖、摻水或合成的假蜂蜜。二〇一三年《今周刊》從台中市南北貨批發集散地建國市場採購了來自雲林土庫及台中市的三罐調和蜜，結果發現，市場上賣的非但不是百分之百純蜜，更誇張的是完全沒有蜂蜜成分。《今周刊》進一步到大賣場挑選二罐包裝精美、單價較高，並標示百分之百的天然蜂蜜，送交ＳＧＳ檢驗後，結果也令人失望，其中有六成是人工轉化糖，卻明目張膽標榜是天然蜂蜜。

長年研究蜜蜂及蜂產品的宜蘭大學動物科技系教授陳裕文，也在蒐羅了超市、賣場蜂蜜檢驗後發現，竟有高達七五％的坊間產品並非百分百純蜜，市場上假蜜充斥的狀況可見一斑。

〈真相1〉各種「判斷真蜜」的方法早被破解

正因為假蜜充斥，各種「判斷真蜜」的方法也應運而生，像是手指放在瓶身後檢視「清澈度」、用湯匙舀檢測「黏稠度」、放在冰箱測試「有無結晶」、加水搖震看「泡沫多寡」等。要知道，道高一尺、魔高一丈，賣假蜂蜜的業者早已發展出破解方法；舉例來說，許多假蜂蜜並不會整罐都用糖漿調配，而會加入若干比例的純蜂蜜，因此這些半假的蜂蜜就如同純蜜一樣，明明透光度不好、黏稠度也不錯，卻稱不上純蜂蜜，只能稱為合成蜜。其他諸如「把蜂蜜滴在衛生紙上」，以及「用火柴棒沾蜜測試能否點燃」等，也只是求個心安，因為這些方法只能測試蜂蜜的含水量多寡，同樣無法辨別真假。

〈真相2〉合於國家標準也不見得是真蜜

為了怕買到假蜂蜜，許多人會特別注意產品是否通過國家標準。然而即使符合國家標準也不見得是真蜜。二〇一五年一月消基會在雙北市的超市、量販店、網購等通路抽樣了三十件蜂蜜樣本，結果十四件龍眼蜂蜜，僅有六件符合「CNS 1305蜂蜜」國家標準，不符合率達五七％；十六件其他種類的蜂蜜，則只有十件符合「CNS 1305 蜂蜜」國家標準，不符合率達三八％。此外，就算符合「CNS 1305 蜂蜜」國家標準，也不見得就是百分之百純蜂蜜，只能說符合了水分含量、蔗糖含量、糖類含量、水不溶物含量、酸度、澱粉酶活性及羥甲基糠醛含量等七項指標，換句話說，「CNS 1305 蜂蜜」只是品質標準，而不能作為真假的判定依據。

〈真相3〉農場蜂巢現甩的一樣是假蜂蜜

賣場賣的有問題，跟產地直接買總應該沒錯吧？但其實這樣的說法是有盲點的。雖然在產地，我們可以看到蜂蜜如何從蜂巢被離心機取出，但這樣販售的就一定是假蜜，因為真正蜂蜜由蜂巢中取出後，一定要經過脫水程序才可裝瓶，如果取出後直接裝瓶就一定是假的。產地常見的作假方式，包含提前將勾兌好的假蜂蜜灌到蜂巢，然後再裝作從蜂箱中拿出蜂巢進行現場搖取；或是搖蜜桶內有夾層，外層是含蜜的蜂巢，裡層是勾兌的假蜂蜜，這樣一來假蜂蜜就會從搖蜜機中流出，給人一種「產地現採」的感覺。

重點②只有「碳13同位素檢驗」，才能讓假蜂蜜無所遁形

真蜂蜜能止咳、防癌、控血糖、防蛀牙，但合成的假蜂蜜非但沒有這些保健效果，而且因為添加了糖漿、糖精、色素、香精、增稠劑，等於喝下的是一堆糖水化合物，不

僅熱量高、容易發胖，而且還有害健康。但假蜂蜜濫竽充數，該怎麼辨呢？目前唯一受到國際農糧組織（FAO）、世界衛生組織（WHO）及世界貿易組織（WTO）所認同的檢測方式只有一個，那就是「碳13同位素檢驗」。

「碳13同位素檢驗」為分析化學家協會於二〇一三年所提出的蜂蜜真偽檢測方式[20]，因蜜蜂採集花蜜的對象都是像龍眼、荔枝等C3植物，而用來製造假蜜的糖漿來源則是玉米、甘蔗這類的C4植物，C3植物與C4植物雖然都會行光合作用，但途徑不同，碳13同位素的比例也有所差異。真蜂蜜的碳13比例約二五‰，由甘蔗提煉的蔗糖或玉米提煉的果糖所做的假蜂蜜，碳13同位素為一〇‰；若是真假蜂蜜混合的合成蜜，測出的值就會在二五‰到一〇‰之間，以此方式，就可判斷是否為添加了蔗糖、糖漿的假蜂蜜。

「碳13同位素檢驗」不僅能讓假蜂蜜無所遁形，而且更不可能被破解，因為要改變產品碳13的比例，目前唯一可做到的就是製作原子彈時所使用的「超高速離心機（用來分離鈾」），所以別再相信「不純砍頭」的保證，只有碳13同位素檢驗，才不會有「不能說的祕『蜜』」。

重點③千萬別用熱水沖泡，直接吃最好！

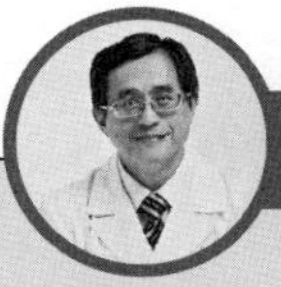

你一定要知道！

假蜜？睡前含一口就知道！

蜂蜜雖然吃起來甜甜的，但實際上卻可以抑制細菌生長，所以可以保護牙齒、預防蛀牙，因此要判斷蜂蜜真假，除了「碳13同位素檢驗」外，還可運用神農嘗百草的方法進行測試，作法很簡單，只要晚上睡前不刷牙，漱口後直接含一口蜂蜜入睡，如果是真的純蜂蜜，就會發揮媲美牙膏般的清潔殺菌效果，一早醒來會覺得滿口潔淨芬芳，但若是假蜂蜜，口腔細菌經過一晚的發酵，隔天自然難有好口氣了。

吃到假蜜，你的身體會知道

如果吃到真蜂蜜，三酸甘油酯會降低，總膽固醇會降低8%、低密度膽固醇會降低11%、高密度膽固醇會增加2%，血糖也不會增高；相反的如果吃到假蜜，三酸甘油酯會增加、血糖會增加、膽固醇不會降低。

千辛萬苦挑選到了純蜂蜜，該怎麼吃呢？很多人喜歡用熱水沖泡，香甜的氣味光用聞的就心曠神怡，但其實用熱水沖泡蜂蜜是最浪費的，因為蜂蜜最怕加熱，一加熱許多營養素就被破壞殆盡，還會失去保健功效。最好的方法就是直接吃下一匙，再不然就是用室溫開水調勻飲用，保持它的「天然型態」，效果才不會打折。

此外，吃蜂蜜並沒有太多規則，可以需要才吃（抗感冒、做代糖），也可以天天吃（改善鼻子過敏、防癌），不過每公斤體重至少要吃一公克才會有效果。特別要注意的是，蜂蜜雖然男女老少都能吃，但一歲以下嬰兒卻是例外，因為蜂蜜中可能含有肉毒桿菌孢子，而未滿一歲的嬰兒，免疫系統尚未發展完全，吃了可能會有致命危險，千萬不可貿然嘗試。

1 2007年12月3日發表於小兒與青少年醫學檔案期刊（Archives of Pediatrics and Adolescent Medicine）

2 2012年8月1日小兒科期刊（Pediatrics）

3 Brolmann FE; British Journal of Surgery. 99（9）:1172-83, 2012 ; Tasleem S;Journal of Ayub Medical College, Abbottabad: JAMC. 25（1-2）:145-8, 2013 Jan-Jun ; Vandamme L; Burns. 39（8）:1514-25, 2013 Dec

4 Stewart JA; Wilderness & Environmental Medicine. 25（1）:103-10, 2014

5 Mohamed HJournal of Tissue Viability. 23（1）:29-33, 2014 Feb

6 Misirlioglu A; Dermatologic Surgery. 29（2）:168-72, 2003 Feb ; Misirlioglu A; Dermatologic Surgery. 29（2）:168-72, 2003 Feb

7 Stewart JA; Wilderness & Environmental Medicine. 25（1）:103-10, 2014

8 Asha'ari ZA Annals of Saudi Medicine. 33（5）:469-75, 2013 Sep-Oct

9 Saarinen K; International Archives of Allergy & Immunology. 155（2）:160-6, 2011

10 Abdulrhman M; Acta Diabetologica. 48（2）:89-94, 2011 Jun.

11 Omotayo O. Erejuwa, Molecules 2012, 17（1）, 248-266

12 Ayala G; World Journal of Gastroenterology. 20（6）:1450-69, 2014.

13 Manyi-Loh CE; Archives of Medical Research. 41（5）:324-31, 2010 Jul.

14 Eick S BMC Oral Health. 14:24, 2014.

15 Swellam T; International Journal of Urology. 10（4）:213-9, 2003

16 Orsoli N, Vet Comp Oncol. 2003 ; Ribeiro U, J Clin Gastroenterol. 2007 ; Jaganathan SK, Invest New Drugs. 2010 ; Ghaffari A, Health Promot Perspect 2012 ; Jubri Z, Int J Appl Sci Technol. 2012;

17 Medical Oncology 2006, Volume 23, Issue 4, pp 549-552

18 Raeessi MA; BMC Complementary & Alternative Medicine. 14:293, 2014. ; Song JJ; Advances in Skin & Wound Care. 25（1）:23-8, 2012 Jan.

19 Erejuwa OO , Molecules. 19（2）:2497-522, 2014.

20 AOAC Official Method 998.12 C-4 Plant Sugars in Honey, 1998, Rev.1 2013

Top2

人蔘

★適合有這些煩惱的人

☑準備考試　☑用腦工作　☑想重振雄風　☑運動員的日常保健　☑工作壓力大

☑加強肺活量　☑經常感冒　☑老人預防感冒或流感　☑經常外食、血糖起伏大

☑40歲以上、有糖尿病家族史　☑有癌症家族史　☑癌症治療（乳癌例外）

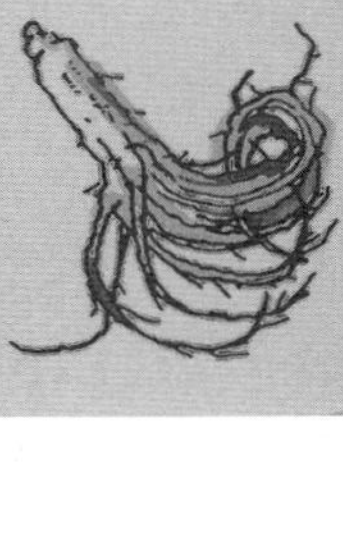

人蔘7大健康絕活！

根據《神農本草經》記載，人蔘可以「補五臟」，還可以「安精神，定魂魄，止驚悸，除邪氣，明目開心益智」，久服有「延年益壽」的效果，因而常被用於茶飲藥膳中；但是，它真有這麼神嗎？

別懷疑！在中國已使用超過三千年的人蔘，的確具有不少保健功效，且經科學證實的效果有：

效果①補腦（增加腦力）：提升學習力、思考力、記憶力的祕密武器

很多家長為了讓家中考生保持最佳狀態，常會用人蔘幫考生進補；事實上，人蔘對提升腦力的確有不錯的效果。研究證實，健康成人在服用人蔘兩個月後，抽象的思考能力即有顯著提升；另有研究發現，服用人蔘八週後，與未服用者相較，每日服用人蔘的人細部工作完成度較好，不僅較少出差錯，而且能更快完成工作。

此外，人蔘還能增進心智活動，尤其是老年人的智能。一項針對六十位長者進行的人體雙盲對照研究發現，在服用人蔘五十到一百天後，這些老人家的記憶力、注意力、專心度及應對能力皆有顯著提升，而且即使停止服用，五十天的追蹤期仍具有正面影響。

有些研究人員推測，服用人蔘之所以能提升腦力，可能與人蔘含有「乙醯膽鹼」，能幫助大腦神經傳導物質合成與增加，以及人蔘含有「膽汁素」有關；因為「乙醯膽鹼」會刺激大腦皮層，增強記憶和思考能力，而「膽汁素」則是腦部學習及維持記憶力不可或缺的必需物質。不過目前真正的作用機轉仍未知，唯一可以確定的是，若單純補充乙醯膽鹼或膽汁素，效果反不如直接服用人蔘，由此可見，人蔘各成分間的協同效應難以取代，考前衝刺或工作提案時，可千萬別忘了這個可提升腦力的祕密武器。

效果②增進男性生殖能力：連續吃8週，就可以重振雄風

許多男性為追求「性」福、讓自己「金槍不倒」，常會聽信各式偏方、服用壯陽產品來補充精力，但實際上真正經醫學證實具有效果的品項極少，大多數只能補心安而無實效，殊不知只要多吃人蔘，就可以重振雄風。

研究發現，亞洲或韓國人蔘可以改善精蟲的數目和能動性，增進男性生殖能力，並且改善陽痿情形；《國際陽痿研究雜誌》一份針對一百一十九名二十歲至七十歲已婚男性所進行的研究中，發現每天服用四片人蔘（每片三百五十毫克）的人，八週後早洩問題有明顯改善，而另一項四十五名男性勃起功能研究中，則顯示每天服用三次、每次九百毫克的韓國紅蔘，八週後可改善陽痿情形。

效果③增強體力：提升心肺能力，跑得更遠、更快

人蔘不僅可以補腦力、提升男「性」能力，還能增強體力、提升運動表現。研究發現，無論原本有無運動習慣，在服用人蔘八到九週後，需氧的能力都有明顯改善。人體需氧的能力，與需氧量（人體執行運動所需的氧氣量）、攝氧量（由呼吸進入血液的氧氣攝

取量）和耗氧量（由血液進入組織的氧氣量）有關，簡單來說就是人體在進行激烈運動時，組織細胞所能消耗或利用的氧氣最高值，而這正是目前生理學上用來評價個人心肺耐力、功能與體能的指標；換句話說，需氧的能力越好，心肺功能和體能也就越好。

此外，人蔘對中老年人改善體力也有幫助，一項針對一百二十名年齡介於四十到六十歲的對照雙盲研究發現，服用人蔘十二週，可漸進式改善肺功能，同時對事物的反應也會變得更加敏捷。

效果④預防感冒和流感：增加免疫細胞的數量，感冒不上身！

每逢換季日夜溫差大，感冒人數也跟著大幅提升；不少人在出現咳嗽、發燒等感冒症狀時，會直接到藥房購買感冒藥或感冒糖漿，有些人更是稍有症狀就吃，把感冒藥當成預防感冒的萬靈丹，不知道這樣的行為其實會嚴重傷害腎功能，若長期服用，腎臟一定會出問題。

其實在二十幾年前，澳洲濫用感冒藥的程度比台灣還嚴重，後來澳洲政府發現，有四〇％的女性洗腎患者都有服用感冒藥水的習慣，後來在禁止販售感冒藥水後，洗腎患者的比例已降至一〇％左右。我在《逆轉腎》一書中早已提出呼籲，要預防腎病上身，不亂吃藥是原則之一，尤其是越有效的感冒藥、止痛藥越致命。所以一有感冒前兆，最好的方法還是多喝開水、多休息，或試試我對抗感冒的保健祕方（紫錐花加蜂蜜），如果真的感冒了，還是乖乖就醫，切勿擅自服用成藥，以免傷身。

當然，預防勝於治療，尤其是經常感冒的人，減少感冒頻率、少吃藥，才是真正的健康之道，而人蔘就具有預防感冒的效果。一項三百二十三人的研究發現，每天攝取四百毫克花旗蔘萃取物，連續四個月後，感冒的機率明顯較少。而且，人蔘不僅對一般感冒有效，對流感也有效。義大利米蘭的研究發現，二百二十七名受試者每天服用一百毫克的人蔘，四星期後感冒和流感的發生率皆顯著降低，而接種流感疫苗後，抗體的數量亦有顯著增加。另有研究顯示，人蔘可增加血液中免疫細胞的數量，並且對支氣管炎有正面影響，而年長者多吃花旗蔘，則可以降低流感發生，因為人蔘的效用比花旗蔘更強，所以花旗蔘有效的部分，人蔘也有相同的效果。

效果⑤有助血糖控制

有糖尿病家族史，可吃人蔘保健

現代人飲食太過精緻，容易使血糖失控，一旦發展成糖尿病，高血糖將會破壞全身血管的內皮細胞而引起許多併發症，如腎病變、視網膜病變等，這些併發症常常是不可逆的，而且會逐漸惡化，直到器官功能完全喪失，進而導致死亡，由此可見血糖控制的重要性。

想要控制血糖，除了控制飲食，持續吃人蔘保健也有幫助。因為人蔘可以促進胰島素分泌、增加胰島素的敏感度。目前，花旗蔘改善血糖的作用已有許多研究證實，而部分研究也顯示，韓國紅人蔘同樣具有正面影響。因此在二〇一四年國際人蔘研討會上，學者建議四十歲以上、有糖尿病家族史者，不妨藉由服用人蔘粉、人蔘茶，或是每天口含一、兩片人蔘，搭配飲食控制，來減少糖尿病發病機率。

效果⑥對抗壓力、提升生活品質：常吃人蔘，更能感受美好人生

覺得生活緊張忙碌、壓力大嗎？泡杯蔘茶紓紓壓吧！動物實驗發現，在給予極大壓力的情況下，人蔘可增加身體抗壓性，對逆境的適應能力更高。一項六百二十五人、平均年齡低於四十歲的生活品質調查亦顯示，持續攝取人蔘的受試者認為生活品質有顯著改善；另有一項針對三十六名剛被診斷罹患糖尿病者的研究則指出，受試者每天攝取二百毫克人蔘，八週後心情、健康、體力皆有改善。

效果⑦預防癌症：有效降低肺癌和胃癌的發生率

人蔘為中藥補品之王，是許多病人補身益氣的首選，不過對於癌症病患來說，「到底能不能吃人蔘」一直備受爭議。大多數人都認為，癌症患者不能使用人蔘，否則反而會「養大」癌細胞，不過南韓卻有長達五年（一九八七至一九九一年）的大型（四千五百八十七名）人體試驗，證實了規律攝取人蔘，可降低肺癌和胃癌的發生率，並降低六〇%癌症的死亡率，且人蔘攝取越多，防癌、抗癌的效果越好。

不過，人蔘的確不適用於所有癌症的防治，由於使用人蔘可能會產生乳房壓痛、停經後陰道出血及經期不正常等情形，雖然原因不明，但仍建議罹患乳癌的女性避免使用人蔘產品。

如何善用人蔘的天然保健力？

人蔘在沒有藥廠的廣告下，中國有超過三千年的使用歷史，幾億人的人體實驗，足以證明它絕對不是安慰劑，而是效果卓越的天然保健食品。那麼，我們該如何善用人蔘的天然保健力呢？

重點①小心「農藥蔘」、「金屬蔘」和「偽人蔘」

人蔘是多年生的植物，種植期長且價格昂貴，若死於蟲害就會造成嚴重損失，為了避免這種狀況，農人往往會施打農藥，再加上環境污染（工業廢水導致土壤含重金屬），使得好不容易採收的珍貴人蔘，可能非但不具保健功效，反而成為有害健康的「農藥蔘」、「金屬蔘」。像是近期（二〇一五年四月）由知名藝人代言的「華陀扶元堂」人蔘茶包，就驗出含有重金屬銅以及國際禁用的農藥「蟲必死」，吉林人蔘亦被報告有五〇%含重金屬，而我個人也花了足足一年時間，檢查了市場上知名的二十六個人蔘品牌，結果竟只有一個產地及格。

此外，為了方便保健補充，近年來市場亦推出以人蔘研磨濃縮製成的濃縮膠囊，這類產品雖然服用方便，卻也給了不肖業者作假的機會，像是健安喜（GNC）所銷售的 Herbal Plus，全美最大連鎖藥妝沃爾格林（Walgreens）販售的 Finest Nutrition，以及世界最大連鎖超市沃爾瑪（Walmart）販售的 Spring Valley，其人蔘保健產品就被檢測發現全部不含人蔘，因此被紐約州檢察總長勒令下架。

那麼，到底該如何辨識、選購人蔘產品呢？應檢視的項目至少有以下三大重點[21]：

①**農藥與重金屬檢驗**：農藥和重金屬的含量是否通過衛生機關檢驗標準，攸關產品

安全性，是選購人蔘最重要的關鍵。

②**人蔘的類型：**項目包含產品為亞洲蔘或美國蔘、是從人蔘的那個種植部位提煉出來（人蔘根部或是人蔘花），以及產品的形式（人蔘粉或是人蔘萃取物）等。

③**人蔘皂苷含量：**根據美國消費者實驗室（ConsumerLab.com）及德國官方的中草藥專題著作文獻（The German Commission E Monographs）建議，人蔘產品的人蔘皂苷含量，應依人蔘類型分別達以下標準：

- 亞洲人蔘根粉（Panax ginseng root powder）：一・五%以上
- 亞洲人蔘萃取物（ginseng extract）：三%以上
- 美國人蔘根粉（American root powder）：二・〇%以上
- 美國人蔘根萃取物（American root extract）：四・〇%以上

重點②乳癌、孕婦不宜，糖尿病、高血壓須經醫師同意

人蔘雖然常被用來調養身體，但好像還是有人吃出問題，到底這一味保健上品，該如何使用才正確呢？其實除了罹患乳癌的女性須避免使用人蔘外，經動物實驗發現，懷孕中的動物若餵予人蔘，會造成胎兒缺陷，因此為求安全起見，孕婦和哺乳中的婦女也

不建議服用。此外，人蔘雖有助於血糖控制，但糖尿病患者若要服用人蔘，則必須經過醫師同意，在醫師的監督之下使用。因為人蔘有降血糖的效果，而糖尿病患者若本身已服用降血糖藥物，反而容易導致低血糖危險；另有研究顯示，服用過多人蔘，可能會導致血壓升高、心跳加快、焦躁、失眠、腹瀉及性慾高漲的情形，而人蔘和降血壓藥合併使用時，則可能導致躁症，因此高血壓患者，同樣應在醫師同意與監督下使用人蔘。

重點③每日攝取1至2公克人蔘，保健效果最好

人蔘含有的生理、藥理活性有效成分很多，其中以人蔘皂苷（Ginsenoside）最為人所熟知，是人蔘所獨有的活性成分。目前已知的人蔘皂苷有三十多種，這些皂苷所呈現的作用，有的相近、有的相反，但卻可相輔相成，換句話說，人蔘皂苷所表現的藥效，是各種皂苷單體效應的綜合作用，而非各單體加加減減出來的作用而已，因此人蔘最好直接吃，讓不同皂苷發揮協同作用，會具有較好的效果。建議每日可攝取一到二公克的人蔘生藥草，效果較好。

21

[1] Consumer Lab. Product Review: Ginseng Supplements.

[2] Panax ginseng, DAVID KIEFER, M.D., and TRACI PANTUSO, B.S. University of Arizona College of Medicine,Tucson, Arizona, American Family Physician October 15, 2003.

Top3

茶

★適合有這些煩惱的人

☑防癌、抗癌 ☑防治心血管疾病 ☑有高血壓問題 ☑血脂過高
☑經常外食、血糖不穩定 ☑糖尿病患者 ☑長期咳嗽、有痰 ☑肝病患者
☑想增加骨密度、預防骨鬆 ☑想減肥、體脂肪過高 ☑預防白內障
☑想強化牙齒的琺瑯質 ☑腸胃道感染幽門桿菌 ☑想預防尿路結石

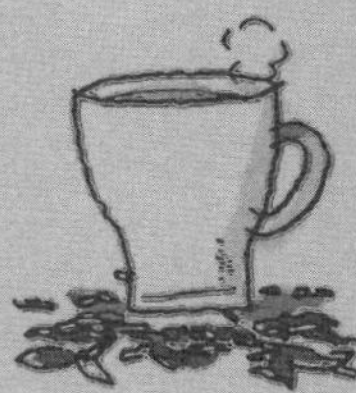

茶的12大健康絕活！

茶是中華民族的舉國之飲，發於神農，聞於魯周公，興於唐朝，盛於宋代，至今歷久不衰。事實上，茶不僅是芬芳甘醇的飲料，早在神農時期，茶的藥用價值就已被發現，當時人們直接含嚼茶樹鮮葉汲取茶汁，因口感芬芳，久而久之含嚼茶葉便成為人們的一種嗜好，後來才慢慢由藥用發展為日常飲料。茶到底有那些藥用價值呢？目前經人體對

照雙盲研究證實的效果，至少有以下十二大保健絕活：

效果①抗癌：乳癌、攝護腺癌、胃癌、肺癌等多種癌症防治有效果

茶的防癌、抗癌效果已屢屢獲得證實，而且對多種癌症的防治都有幫助：

- **攝護腺癌**：每天喝五百毫升以上的茶，可以降低三〇％攝護腺癌的發生率[22]，且發生率會隨著喝茶的次數、時間、總量的增加而減少[23]；而對攝護腺癌患者來說，多喝茶亦可抑制攝護腺癌細胞的生長[24]，且效果更受到中繼研究（針對多國醫學單位實驗所做的統計研究）證實[25]。
- **胃癌**：荷蘭（十二萬人）、波蘭（九百四十四名婦女）、日本（二萬二千八百三十四人）、中國皆有研究證實，喝茶可以降低胃癌的發生率，而且喝越多效果越好。
- **膀胱癌**：一項針對四千名美國人的追蹤研究發現，每天五杯以上的茶，可以降低膀胱癌三〇％[26]。相反的，每天五杯以上的咖啡，會略微增加膀胱癌的機會。
- **乳癌**：日本研究發現，每天喝超過十杯綠茶的婦女，較不容易罹患癌症（整體癌症發生率降低四三％），而且第一期與第二期的乳癌患者治癒後，愛喝茶的患者，乳癌復發的機率較小。

- **肺癌**：抽菸的男性，每天喝兩杯以上紅茶可以降低六六%肺癌的發生率[27]；另有上海女性的研究亦發現，多喝茶的確可以降低肺癌的發生率[28]。
- **大腸直腸癌**：中國及日本的研究都證實可以降低大腸直腸癌。但是荷蘭的研究發現，紅茶的攝取無益於大腸癌的預防。關於這點，我個人推測因紅茶過度發酵，導致多酚喪失，或者人們習慣在紅茶中加牛奶，而牛奶中的鈣會結合多酚，使之無效。
- **皮膚癌**：美國亞利桑納州的研究證實，喝茶可以降低皮膚的鱗狀上皮細胞癌達六七%。熱紅茶的攝取可以降低皮膚癌，但冰紅茶則無效，這可能是多酚溶出較低，或是冰茶加了奶，奶中的鈣會結合掉多酚。
- **口腔癌**：五十九名口腔癌前期變化的人使用茶後，有三七・九%的病人出現病理變化改善[29]。

此外，二〇一四年新加坡科學科技研究機構的動物研究還發現，綠茶中的兒茶素可成為癌症化療藥物赫賽丁（Herceptin）的載體，幫助化療藥物赫賽丁更精準的找到惡性腫瘤並殺死癌細胞，同時減少對其他器官的不良副作用，因此未來若通過人體研究，兒茶素還可能被運用於癌症藥物中。

效果②防治心血管疾病：調節血壓、血脂，維護心血管健康

長期多喝茶對心血管疾病的防治也很有效果。研究發現，長期喝茶可以減少血小板活化及血漿CRP，降低心肌梗塞風險[30]。同時停經女性在膳食中增加兒茶素的攝取，冠心病的死亡率也有顯著降低[31]，而且還可以降低總死亡率[32]，也就是長期喝茶的人，大多會比較長壽。

茶為什麼會對心血管疾病的防治這麼有效呢？目前研究已經證實的作用機轉有：

- **茶可以降血壓**[33]：高血壓患者長期喝茶，血壓就可獲得控制、回復正常；不過要注意的是，由於茶有咖啡因，因此飯前空腹喝會導致血壓短暫的升高，最好飯後再喝。
- **茶可以降血脂**：體內囤積過多的膽固醇和三酸甘油酯，會增加心血管疾病、高血壓、腦中風等疾病的風險，而喝茶可降低膽固醇和三酸甘油酯，進而增加血管彈性，降低中風、心肌梗塞和動脈粥狀硬化的比例[34]。

效果③預防糖尿病：飯後一杯茶，清油解膩控血糖

茶不僅能降血壓、血脂，喝茶也有助於控制血糖[35]，因為茶所含的兒茶素，能夠延緩腸道的吸收速度，抑制飯後血糖上升。日本大阪大學公共衛生學教授磯博康，針對

一千七百四十三名四十到六十五歲的對象五年追蹤研究發現，每天喝六杯綠茶與每天喝不到一杯綠茶的人相比，糖尿病的罹患率降低了三三％。因此總結來說，飯後一杯茶對身體的好處多多，不僅可以清油解膩，還可避免血糖飆高，預防糖尿病上身。

效果④增加骨密度、預防骨鬆

茶喝太多小心骨折？真相其實恰恰相反！

咖啡因會增加尿中鈣的排出及減少腸道對鈣的吸收，一直被認為是引起骨質疏鬆症的危險因子之一，所以為了避免骨質流失，一般普遍認為應避免過量攝取含有咖啡因的食物，如咖啡、茶、可可、巧克力等。不過實際上，喝茶對骨骼是有幫助的，因為茶所含的茶多酚、類黃酮，能讓鈣質、礦物質留在骨骼中。澳洲一項針對二百七十五名七十到八十五歲婦女的五年大型研究顯示，相較於不喝茶的女性，經常喝茶的女性臀部的骨質密度較高，而且在研究期間的骨質流失狀況，喝茶的人也比不喝茶的人少。

台灣也有類似的研究，成功大學附設醫院以劑量分野，共分成喝茶一至五年者、喝茶六至十年者、以及十年以上三組，追蹤調查一千零三十七名三十歲以上喝茶民眾發現，喝茶越多越久的人，骨質密度越佳。也就是說，所有受訪者中，喝茶十年以上的骨質密度最高，喝茶六至十年者的髖骨密度，也比不喝茶者的骨質密度還高出二一・三％，而這項研究報告，已在權威期刊「內科醫學檔案」中發表[36]。

效果⑤減肥：多喝茶可降低體脂、提升新陳代謝

國內減肥藥市場一年高達十億元，但不明究理的亂吃，結果非但瘦不了，還可能傷腎、傷身。其實想要減肥不必當白老鼠，只要多喝茶就能辦到！研究發現，綠茶抽取物可以刺激體內脂肪組織產生熱量，進而達到「消耗脂肪」的效果，而烏龍茶則除了幫助脂肪消耗，還具有提升新陳代謝的效果[37]；假如真的不愛喝茶，那麼含兒茶素的保健食品則是不錯的選擇，只要每天服用六百九十毫克的兒茶素，在食量與運動量都維持不變的情況下，持續十二週後體脂肪即可明顯降低[38]，對想減肥的人來說，應是有效又安全的選擇。

效果⑥護肝：對付「國病」，咖啡和茶最有效

肝病是我國的「國病」，不少肝病患者為了保肝，吃下一堆來路不明的保肝品，不僅無法護肝，甚至可能會造成腎功能衰竭失調。想要護肝，與其亂吃保肝產品，適度喝咖啡反而更有效果。日本二〇〇五年針對九萬名東京都市人口進行流行病學調查研究，

發現B肝、C肝患者每天喝一杯咖啡，可降低肝硬化、肝炎的機率到七八%，喝兩杯咖啡則風險降低五〇%，我國台大醫院四年前也有類似流行病學調查，獲得同樣結論。

不過，有些人因體質關係，一喝咖啡就會心悸或失眠，這時不妨改成喝茶，一樣也有護肝效果。研究發現，茶可以對抗肝病[39]、降低細菌感染的機會[40]，並且減少病毒感染[41]；此外，一項針對一千三百三十位男性的研究也顯示，每天一杯綠茶可幫助調節肝功能，讓AST和ALT的數值恢復正常。但是在降低肝硬化及肝癌方面，茶的證據不如咖啡。

效果⑦降低慢性阻塞性肺病風險

長期咳嗽、有痰？今天起請開始多喝茶

哮喘、氣喘未能控制的病人，以及長期吸菸或吸二手菸的人，中年之後容易有慢性阻塞性肺病，一旦發病，一半以上的病人十年內會因呼吸衰竭或反覆肺部感染而死亡，嚴重性不可輕忽。一般來說，慢性阻塞性肺病在四十到五十歲之間會有長期咳嗽、有痰等症狀，五十歲起可能因肺功能下降而出現呼吸困難的症狀，尤其常在夜晚及清晨發作。

想要預防，首先最重要的就是戒菸或避免吸二手菸、避免置身於污濁空氣中，同時施打流行性感冒疫苗來減少呼吸道感染，才能避免肺功能下降；除此之外，建議不妨多喝茶，研究顯示，長期喝茶可顯著降低慢性阻塞性肺病的風險。

效果⑧預防蛀牙：茶含「氟」可有效強化琺瑯質

預防蛀牙，除了勤刷牙且刷牙的動作要正確外，多喝茶也有幫助。因為茶所含的「氟」可強化牙齒的琺瑯質抗酸化與再鈣化的能力，而「兒茶素」則可以抑制鏈球菌和其他細菌生長，使牙齒較不容易蛀牙。不過茶雖然可以預防蛀牙，但茶垢卻可能殘留在齒面，所以喝完茶後最好刷牙，免得茶垢殘留影響美觀。

效果⑨降低尿路結石：降低結石小祕方：三餐飯後來杯茶

尿路結石為泌尿系統疾病中最常見的疾病之一，據統計，大約有一〇%的人會罹患結石，而且治療後若無預防措施，七年內的復發率高達六〇%；然而，尿路結石的病因複雜，不同因素所產生的結石亦為不同成分，所以預防措施也大不相同，其中最普遍的建議是增加水份攝取。有研究指出，每天喝二到三杯茶，可以降低尿路結石三一%，評估應是茶中所含的茶鹼具有利尿功能，多喝茶會使尿液量增加，自然有助於結石排出。

效果⑩預防白內障……喝茶可讓水晶體老得比較慢

白內障是因水晶體混濁導致視力障礙的一種疾病，其中又以老年性白內障為最常見，也就是紫外線長期慢性破壞水晶體結構，使水晶體氧化形成蛋白質沉澱所引發，因此白內障雖是不可免的老化疾病，但若能及早預防，是可以延緩發生的。基本上，白內障既然由紫外線引起，避免讓眼睛經常暴露在紫外線下當然是第一法則，這一點只要選配可防紫外線的太陽眼鏡就能辦到；除了外在的保護，還可以多喝茶由內加強，研究發現，茶可以降低水晶體蛋白質的沉澱，進而預防白內障的發生。其他的保健食品，如維生素B及葉黃素，也有預防白內障的效果（詳見《吃對保健食品！》一書一三四頁）。

效果⑪抑制幽門桿菌感染……容易胃脹？喝茶可避免腸胃成為細菌溫床

幽門桿菌的全球盛行率相當高，台灣地區約有五〇％人口處於帶菌狀態，受感染者大多有慢性胃部發炎的現象，不過只有其中兩成會演變成較嚴重的問題，其餘大多只有輕微的胃部悶脹、噁心、打嗝等不舒服感。一般醫師若沒有發現潰瘍，則未必會進行除菌治療；不過事實上，幽門桿菌與上消化道系統的重要疾病，包括消化性潰瘍、胃癌、胃淋巴瘤等都有強烈關聯，因此即使沒有明顯不適症狀，只要發現帶菌，仍不可等閒視之，以免幽門桿菌的菌落大量繁衍，最後一發不可收拾。

一般症狀不明顯的帶菌者，多是在健康檢查時才發現自己帶菌，如果醫師認為不需進行除菌治療，這時不妨從保健食品著手。想抑制幽門桿菌生長，又想改善消化性潰瘍狀況，先前所提到的蜂蜜自然是最佳選擇，但如果沒有消化性潰瘍問題，只單純想抑制幽門桿菌繁衍，那麼茶則更加方便。根據《胃腸病學和肝病學雜誌》發表的研究顯示，多喝茶可抑制幽門桿菌[42]，降低潰瘍的發生。

效果⑫降低關節炎發作機率……對付關節疼痛，喝茶也有效！

多喝茶對關節也有幫助，因為茶所富含的多酚，可以減緩關節炎發作機會及嚴重度，所以關節經常發炎疼痛的人，從今天起不妨每天來杯茶吧！

如何善用**茶**的天然保健力？

傳說「神農嘗百草，日遇七十二毒，得茶而解」。中國是發現與利用茶葉最早的國家，至今已有數千年歷史，從藥用、食用到飲用，茶都占有舉足輕重的地位；只是時至今日，隨著大環境的改變，想要獲取茶的天然保健力，有些要點一定得先掌握才行：

重點①小心農藥與殺蟲劑殘留

所有農作物都一樣，要有一定的產量供應，很難避免不用農藥，茶當然也不例外。從知名手搖飲料店「英國藍」的玫瑰冰茶發現ＤＤＴ開始，一連串手搖店抽檢出包，但是，可別以為自己泡就沒問題，事實上從茶包到茶葉禮盒、自國產茶到進口茶，農藥檢測一樣超標！

〈真相1〉進口茶連連出包，英國百年老牌也淪陷

中國是世界上最大茶葉輸出生產國，更是歐盟最大的綠茶供應來源，然而中國茶農藥殘留問題卻相當嚴重。二〇一二年「綠色和平組織東亞分部」針對北京、成都和海口，隨機購買價格不等共十八種茶葉，品種涵蓋綠茶、烏龍茶和茉莉花茶等，送到獨立實驗室驗測殘餘農藥，結果顯示，十八種茶葉樣本全部都含有至少三種殘餘農藥，其中一款鐵觀音還被驗出殘留十七種農藥；而且，十八種茶葉樣本中，有三分之二（十二份）含有至少一種禁用農藥，例如被世界衛生組織定義為劇毒農藥的「滅多威」，以及「硫丹」及「氰戊菊酯」等違禁農藥，並有十四份含有多菌靈和苯菌靈、腈菌唑和氟矽唑等影響生育能力、胎兒發育或可能損害遺傳基因的農藥。

中國茶讓人不放心，那麼歐美進口茶就沒問題嗎？二〇一五年衛福部食藥署抽驗發現，從印度進口的三批英國百年老牌HARRODS茶葉，均含有超標農藥「賽果培」，其中又以「新傳統十六號錫蘭下午散裝茶」，殘留賽果培〇・六五ppm（百萬分之一濃度）、超標十二倍最高。

〈真相2〉台灣茶也不安全，合法使用的農藥有四十多種

進口茶有問題，聞名世界的台灣茶也不安全。消基會便曾抽查市售九件產品發現，市售的茶葉禮盒含農藥的比例過半，其中「新東陽」、「天仁茗茶」和「振信茗茶」三家知名廠商的茶葉禮盒，甚至檢出禁用農藥「殺蟎劑」，而天仁茗茶的「茶王」，居然驗出六種農藥殘留！此外，二〇一五年衛福部食藥署更查獲，苗栗一家生技公司購買了「不得食用」的花草原料，委託代工製成二十九個品牌的八十種茶包，知名長庚生技、台灣味千等都中鏢，而且產品已流入市面，很可能你手上的這杯茶，就是根本不能吃的問題茶。

為什麼台灣茶也不安全？農會年年舉辦優良茶比賽，不都有做篩檢嗎？的確，你到台灣任何茶區，茶農都會說他沒有使用農藥，但據農委會茶業改良場的資料顯示，農藥

藥效快、殺蟲的對象廣，而且使用方便，又可提高茶葉的產量與品質，因此廣受茶農歡迎，而且農藥使用是合法的，農政單位更鼓勵茶農使用農藥，合法使用的農藥就有四十多種，所以實際上台灣種茶卻不用農藥的人，我們用兩隻手就可以數完。

此外，另一大問題就是，即使產地標示為台灣，但其實根本不是台灣茶。二〇一四年爆發的「中國茶混充成台茶案」就是最好的證明。高達九家茶行、包含知名的嶢陽茶行，透過貿易商將大陸茶經如新加坡、泰國等第三地轉運來台後，再以十比一的比例混進台灣茶葉銷售牟利。而這些越南茶和打著第三地進來的中國茶，在台灣只要經過加工，變成了「茶湯」、「茶粉」、「茶包」，就全變成了產地「台灣」的台灣茶。

〈真相3〉第一泡倒掉去農藥？第七泡仍有農藥殘留！

不只農藥超標，要注意的還有殘留農藥種類過多問題。二〇一四年《今周刊》送檢五十八個樣本，發現市售的茶葉、茶包不僅農藥殘留嚴重，還出現「合格卻不安全」的怪異現象：在未超標的樣本中，有多達十五個樣本的農藥殘留高於八種，甚至有個樣本的殘留農藥高達三十五種。而且，所驗出的農藥（芬普尼、歐殺松、賽果培、撲滅寧等），雖尚未被國際癌症研究中心（IRAC）列為致癌物，但歐殺松在動物實驗發現會引發肝癌，長期暴露則會產生頭痛、頭暈甚至昏迷。賽果培在針對雄鼠和雌鼠實驗中，則會導致罹患甲狀腺癌和子宮腺癌；芬普尼經動物試驗發現，服下後會出現呼吸異常、身體顫抖、攝食量減少、肝腫大等情形，而撲滅寧則是一種會干擾性荷爾蒙的藥劑。

比較麻煩的是，這些農藥對人體的危害是隱性的，短時間內根本看不出來，但長期下來勢必會引起肝腎損害。為了保障自身健康，不少民眾泡茶時會將第一泡茶水倒掉，認為可以沖洗殘留在茶葉表面的農藥，但實際上這個方法根本沒用！研究發現，很多茶葉即使到了第七泡，茶水還是可以檢測出農藥，所以想要確保喝的是茶不是毒，唯一的方法還是得從檢驗下手，選擇通過農藥檢測的產品，才可真正喝的安心。

重點②聰明選茶：烏龍茶 Out！美人茶 In

萬一無法確定是否通過農藥檢測，退而求其次避開高風險，選擇較安全的茶，多少也能自保。

首先，建議各位少碰高山烏龍茶，因為烏龍茶種在高山，雖更芳香但不耐高山的蟲害，在低溫環境中競爭力不足，因此種植過程中會使用大量殺蟲劑及除草劑，農藥殘留量居高不下，最好少喝！那麼，有沒有哪款茶是相對安全、較少農藥的呢？的確有！那

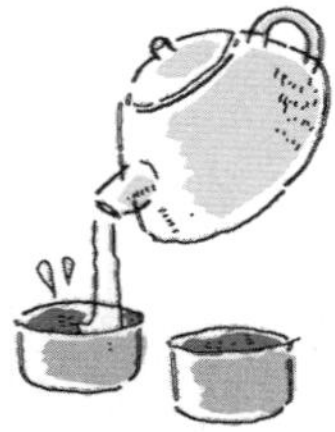

依據茶葉製作時發酵程度分類

不發酵茶	半發酵茶					全發酵茶
綠茶	青茶（烏龍茶）					紅茶
0%	15%	20%	30%	40%	70%	100%
綠茶、龍井、碧螺春	清茶	茉莉花茶	凍頂茶	鐵觀音	白毫烏龍	紅茶

就是東方美人茶和蜜香茶（貴妃茶），因為這類茶葉必須經由小綠葉茶蟲叮咬，使茶葉「著涎」後才能散發出獨特香氣，一旦使用農藥或殺蟲劑，小綠葉茶蟲死光光了，茶葉的香氣反而會大打折扣，所以這類茶自然相對安全。

在飲用方式上建議選擇可以「放進鍋子裡加水煮沸」的茶，例如普洱茶、花草茶，煮沸之後再煮約十分鐘。有些不耐熱的農藥會透過高溫烹煮而揮發，亦可降低喝進過量農藥的機會。

重點③保健效果，綠茶比紅茶好

茶的種類雖多，但若看保健效果，則可以「發酵程度」做判斷。茶葉發酵程度的輕重雖然不是絕對的，但國際通用分類法來說，大致可分為不發酵茶、半發酵茶、全發酵茶三種（見上表）。

根據研究，茶所含的茶多酚會隨著發酵程度減少，所以重度發酵的紅茶、烏龍茶，因為茶多酚受到破壞，所以保健效果不及綠茶。此外，無論是綠茶或紅茶，最好的飲用方式就是熱水沖泡飲用，熱茶的茶多酚含量會比冷泡茶多，所以即使是茶多酚含量較少的紅茶，長期飲用還是有保健效果。美國亞利桑納州研究發現，喝紅茶可以降低皮膚的鱗狀上皮細胞癌達六七％，而另一項針對八百五十五名抽菸男性所進行的研究也顯示，每天喝兩杯以上紅茶，可以降低六六％的肺癌，不過這些研究都指出，只有熱紅茶有效，喝冰紅茶是沒有用的。

茶的保健力毋庸置疑，但究竟要喝多少才有效果？以防癌為例，每天至少要喝五百毫升才行，不過要注意不可加牛奶，因為茶多酚一旦與牛奶結合，便會失去效果。此外，茶葉中含有高達五〇％的鞣酸，會妨礙我們腸黏膜對鐵質的吸收，因此孕產婦、貧血及缺鐵的人，都不適合喝太多茶，尤其是孕產婦，因為茶還含有咖啡鹼，會增加孕婦的心跳次數與頻率，而產婦常喝茶，茶中的咖啡鹼會滲入乳汁而間接影響嬰兒，對寶寶的健康可能有不好的影響。

22 Chhabra SK. Epidemiologic Reviews. 23（1）:106-9, 2001
23 Jian L, et al. Int J Cancer 2004; 108: 130–5
24 Zhou JR, J Nutr 2003; 133: 516–21
25 Chhabra SK. Epidemiologic Reviews. 23（1）:106-9, 2001
26 Wakai et al.
27 Mendilaharsu et al
28 Zhong L. Epidemiology. 12（6）:695-700, 2001 Nov
29 Li etal.
30 Atherosclerosis. 193（2）:277-82, 2007 Aug
31 Arts IC. et al.Epidemiology. 12（6）:668-75, 2001 Nov
32 Mukamal KJ. Circulation. 105（21）:2476-81, 2002 May 28.
33 Hodgson JM. Journal of Nutrition. 133（9）:2883-6, 2003 Sep
34 Kris-Etherton PM. Current Opinion in Lipidology. 13（1）:41-9, 2002 Feb
35 Hosoda K. et al Diabetes Care. 26（6）:1714-8, 2003 Jun.
36 Wu CH. Archives of Internal Medicine. 162（9）:1001-6, 2002 May 13
37 Rumpler W. Journal of Nutrition. 131（11）:2848-52, 2001 Nov
38 Nagao T. et al American Journal of Clinical Nutrition. 81（1）:122-9, 2005 Jan
39 Imai and Nakachi
40 Horiba et al; Terada et al; Young et al
41 Nakayama et al; Tao
42 Yee YK. Et al Journal of Gastroenterology & Hepatolo

Top4

大蒜

★適合有這些煩惱的人

☑有心血管疾病 ☑血脂（膽固醇）過高 ☑血壓過高 ☑血糖不穩定

☑有癌症家族史 ☑有需要追蹤的良性腫瘤 ☑想延緩老化

☑經常感冒或想預防感冒 ☑預防發炎感染 ☑預防登革熱（蚊蟲叮咬）

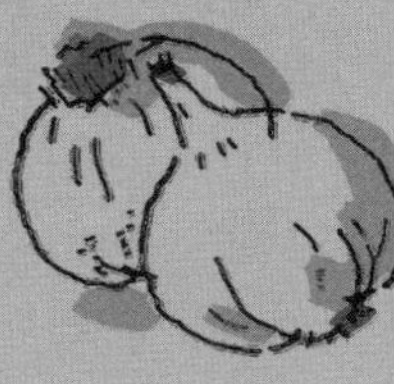

大蒜的7大健康絕活！

大蒜是烹調佳餚過程中的美味調味品，含有豐富的營養，是極佳的天然保健食品，它的效果無論中外都相當肯定，因此除了直接吃，各種蒜的「保健品」也應運而生，例如大蒜粉、大蒜油、大蒜膠囊等，相關保健食品還數度在美國獲得銷售冠軍。事實上，大蒜的保健功能並非子虛烏有，到目前為止，全球醫學期刊所刊載的大蒜臨床研究已超過三千份，保健效果更受醫界認同。那麼，到底大蒜有哪些保健功效呢？以下就讓我們一一解析。

效果①防治心血管疾病&動脈硬化……有效降低壞膽固醇與三酸甘油酯

根據流行病學研究結果顯示，在每人平均每日吃生蒜二十公克的地區，人們因心腦血管疾病死亡的發生率，明顯低於無食用生蒜習慣的地區；此外也有研究證實，大蒜能降低心臟病突發患者的死亡率。印度塔哥醫學院在四百三十二名心臟病突發症病人存活者的追蹤研究中發現，有半數病人每天喝六到十片大蒜榨成的汁，另一半人只喝含有蒜味的安慰劑，三年後每天喝大蒜汁的患者，心臟病發作的情況，比喝安慰劑者少了三二%，而且死亡率少了五〇%[43]。

大蒜對心血管疾病的防治機轉，主要與降低膽固醇與三酸甘油酯、增加血漿纖維蛋白分解以平衡稀釋血液、降低血小板凝集並稀釋血液以防止血栓形成與動脈硬化等機制有關。有研究顯示，大蒜可以減少低密度脂蛋白膽固醇（LDL-C，即壞膽固醇）高達二〇%，而每天食用大蒜油，十個月後形成血栓的機率可降低八三%。

效果②控三高（血脂、血壓、血糖）……多吃大蒜，可避免三高麻煩上身

「蒜頭蒸飯」是一個流傳已久的偏方，據說煮飯時在飯鍋裡加入一把蒜頭，每天吃一餐，半年後高血壓就會恢復正常；事實上，這個偏方的確有用，因為大蒜不僅有助血

大蒜對心血管的 6 大健康作用

大蒜

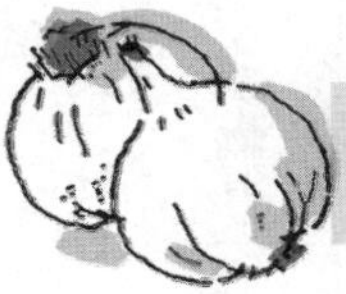

大蒜的作用	健康效果
抑制膽固醇合成酵素的活性	抑制肝臟固醇的生成
幫助肝臟中的膽固醇代謝成膽酸	促進膽固醇代謝，降低血清及肝臟膽固醇
提升組織磷解脂的活性，增加血漿纖維蛋白分解作用	抑制動脈粥狀硬化的發展
增加糞便中膽酸與中性類固醇的排泄	促進膽固醇的代謝，降低血清及肝臟膽固醇
增加血漿纖維蛋白溶解性，抑制血栓素 A2 的合成而抑制血小板凝集	預防血栓形成
抑制脂肪生成，提高脂肪酸氧化酵素的活性以促進脂肪酸氧化，並且抑制胃的解脂活性，降低脂肪的消化吸收	降低血清及肝臟的三酸甘油酯

脂調節，對血壓、血糖的控制也有幫助。

根據南澳大利亞阿德萊德大學的統計，許多研究皆指出，每天吃大蒜可以降低收縮壓平均達四・六mmHg（毫米汞柱），效果媲美降血壓藥物（一般廣為使用的高血壓藥療效，如乙型阻斷劑可降低收縮壓五mmHg，ACE抑制劑平均可降低收縮壓八mmHg）；假如高血壓患者每天吃大蒜，降血壓效果會更顯著，平均可降低收縮壓八・四mmHg，舒張壓七・三mmHg，而且原來的血壓越高，服用大蒜後降低幅度越大[44]。

此外，大蒜對血糖控制也有幫助。日本、印度和沙烏地阿拉伯進行的動物和人體實驗顯示，大蒜可調節和降低血糖，印度研究則發現，大蒜中的大蒜素與B群維生素中的硫胺素結合，可刺激胰腺產生胰島素、增加組織細胞對葡萄糖的利用程度，因此在歐洲、亞洲和中東地區傳統治療方法中，大蒜也常被用來治療糖尿病。

效果③抗癌、抗腫瘤：連美國國家癌症中心都認同的抗癌食物

早在一九八六年，愛荷華州一項針對四萬一千八百三十七名婦女、追蹤四年的大規模研究便發現，常吃大蒜的女性，可以減少三〇%罹患大腸癌的比率[45]，因此大蒜的抗癌效果，連美國國家癌症中心（The National Cancer Institute）都認同，甚至還公開點名

大蒜的3大抗癌作用

大蒜

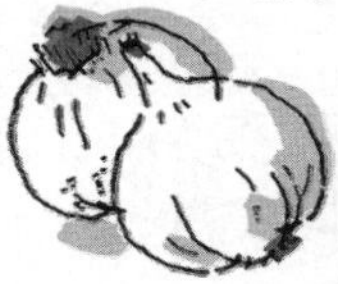

減少致癌物亞硝胺的形成 → **減少腫瘤發生**

可直接抑制腫瘤細胞的代謝、刺激宿主的免疫反應，並且抑制致癌物所引發的細胞轉形作用 → **抗癌作用**

因抑制腫瘤細胞生長所需的含氫硫酵素之活性或直接損壞腫瘤細胞，刺激肝臟及直腸某些酵素之活性，有助於致癌物之解毒作用 → **抑制腫瘤細胞生長和自發性腫瘤的發生**

大蒜為全世界具抗癌潛力的食物！

如此平價又易取得的大蒜，為什麼可以成為全世界具抗癌潛力的食物呢？根據研究，主要與大蒜獨有的「大蒜素（Allicin）」有關。大蒜素是大蒜特有辛辣味及刺激味的來源，大蒜被打碎後，存在於大蒜中的酵素會釋放出來，將大蒜中的原有成分「蒜氨酸」（Alliin）轉變為「大蒜素」；但是，由於「大蒜素」並不穩定，很容易轉變為其他含硫成分，如二丙烯基硫化物（Diallyl Sulfide, DAS）、二丙烯基二硫化物（Diallyl Disulfide, DADS）等，這些含硫成分能促進腸道產生一種酶，通過增強機體免疫能力，阻斷脂質過氧化形成及抗突變等多條途徑，達到破壞腫瘤細胞、抑制腫瘤細胞生長、減少致癌物亞硝胺的形成，以及抑制致癌物引發的細胞轉形作用。此外，大蒜中的鍺和硒等元素，也被證實具有抑制腫瘤細胞和癌細胞生長等效果。

美國國家癌症中心還發現，長期攝取大蒜，在胃癌與大腸癌的防治上特別顯著[46]，可降低胃癌風險五二％，降低大腸癌風險五〇％，推測是因為大蒜能抑制亞硝胺形成，所以對胃癌、大腸癌等消化道相關的癌症防治特別有效。美國北卡羅來納大學研究甚至還發現，常吃大蒜的人，罹患直腸癌的機率可降低六六％，由此可見其傑出的防癌功效。

效果④抗氧化：延緩老化、消除疲勞、恢復體力

「大蒜素」所轉變的含硫成分，可直接與氧化物質反應，減少自由基的產生，達到抗氧化與抑制脂質過氧化的作用，同時還可以增強維生素C、E和β-胡蘿蔔素的抗氧化效果，所以想延緩老化、消除疲勞、恢復體力，不妨多吃大蒜吧！

效果⑤強化免疫力、預防感冒：1顆大蒜，感冒別再來

大蒜的含硫成分對病原菌也有很好的防治效果。一項雙盲對照研究發現，每一天服用大蒜補充劑的人與服用安慰劑的人相比，四個月後感冒的風險減少了三分之二，而且服用大蒜補充劑的人即使罹患感冒，受感染的機會也比較低，同時復原的速度也比較快[47]。此外，小朋友常吃大蒜，對急性呼吸道病毒感染也有很好的預防效果[48]。

效果⑥抑菌作用：天然植物中，抗菌作用最強

大蒜的含硫成分還可增加白血球及巨噬細胞活性、破壞細菌的酵素並且抑制細菌和蛋白質的合成，具有奇效的抗菌消炎作用，可抑制或殺滅多種球菌、桿菌、真菌和病毒，是目前發現的天然植物中抗菌作用最強的一種，其殺菌能力是青黴素的十分之一，對多

種致病菌如黴菌、葡萄球菌、腦膜炎、肺炎、鏈球菌及白喉、痢疾、傷寒、副傷寒、結核桿菌和霍亂弧菌，都有明顯的抑制作用，可預防及治療阿米巴痢疾、急性結膜炎、耳鼻喉感染、結核病等多種感染疾病，但要注意大蒜素在高溫下容易被破壞，而失去殺菌作用。

效果⑦預防蟲咬……常吃大蒜，不怕登革熱

除了抑菌，大蒜對鉤蟲、蟯蟲、滴蟲等寄生蟲也有很好的殺滅作用，而且吃了以後還可以預防昆蟲叮咬，可說是一種天然的驅蟲劑。一項為期二十週雙盲對照研究顯示，八十名瑞典士兵每天分別服用一千二百毫克大蒜與蒜味安慰劑，服用大蒜者受扁蝨蜱叮咬的機率較低[49]；台灣每年夏天都會爆發登革熱疫情，建議民眾外出防蚊，與其塗抹化學防蚊液，不如多吃大蒜，既可防蚊又有益健康，一舉數得好處多多。

如何善用**大蒜**的天然保健力？

既是食品又可藥用的大蒜，因為有卓越的保健效果而被製成大蒜粉、大蒜油、大蒜膠囊等各種保健食品；那麼，直接吃大蒜是否就具有保健效果？該怎麼吃？大蒜製成的

保健食品也有效嗎？該怎麼選？現在就讓我們一起了解如何善用大蒜的天然保健力！

重點①熟食不如生吃

大蒜其實直接吃就有保健效果。根據專家推測，大蒜之所以能有這麼出色的功效，主要因為它含有蒜氨酸和蒜酶這兩種有效物質。這兩種物質原本各自靜靜地存在新鮮大蒜的細胞裡，一旦大蒜被碾碎，兩種物質就會互相接觸，進而形成氣味濃厚的「大蒜素」。大蒜素有很強的殺菌作用，進入人體後能與細菌的胱氨酸反應生成結晶狀沉澱，破壞細菌所需硫氨基生物中的ＳＨ基，使細菌的代謝出現紊亂，從而無法繁殖和生長。

不過大蒜素遇熱會失去作用，所以最好生食，如果想達到最好的保健效果，食用大蒜最好搗碎成泥，並且要先放十到十五分鐘，讓蒜氨酸和蒜酶在空氣中結合產生大蒜素後再食用。

重點②每天至少吃600毫克才有保健效果

大蒜的副作用不多，大多只是輕微的胃部不適和過敏反應。不少人認為大蒜辛辣刺激、易傷肝，其實肝病患者適當吃點生蒜是有好處的；比較讓人難以接受的是它的氣味，有不少人不吃大蒜，就是因為吃了以後怕嘴裡有異味，影響和他人的交流。如果是擔心味道，建議吃完大蒜後喝一杯咖啡或綠茶，有消除氣味的作用。

保健食品要有效，定期定量攝取是必要的，假如沒辦法每天吃新鮮大蒜，透過大蒜製成的保健食品也是不錯的選擇。由於大蒜本身很便宜，所以大蒜製成的保健食品，一般較無造假問題，而且效果也是可以肯定的，因為多數研究都是使用補給品標準形式的大蒜（即大蒜粉末）。不過，由於大蒜的有效成分「大蒜素」，正是大蒜濃厚氣味的來源，因此就算製成保健品，氣味仍舊無法避免。曾有研究設法將大蒜的味道去除，不過後來證明味道去除後，大蒜素也會受到破壞而失去保健效果。

至於該吃多少呢？根據研究，成人每天食用兩到四瓣的新鮮大蒜，或每天食用至少六百至九百毫克的大蒜粉末，才會有保健效果；假如要達到防蟲叮咬的效果，攝取量則要加倍，每天服用達一千二百毫克（三十公斤以下孩童分量減半）。不過，大蒜常常含有農藥及重金屬，購買時須確認生產者有檢驗過農藥及重金屬。

重點③手術或拔牙前1週停止服用

對於大多數人來說，除了把大蒜弄在皮膚上會很不舒服，吃多了容易有體味之外，基本上是很安全的。比較要注意的是大蒜的抗凝血作用，這對一般人來說也不是什麼問題，但如果在手術前後或者拔牙之前，或者是容易流血、止血困難的人，這種「副作用」就不可忽略，建議在手術或拔牙之前，應停止服用至少一週時間。

大蒜對大部分藥物沒有影響，唯一要注意的是治療愛滋病的藥物，大蒜可能加速其代謝從而降低藥效。

43 Dtsch Apoth Ztg. 1989;129（suppl 15）:16-17.

44 南澳大利亞阿德萊德大學芮德博士與研究同仁 2008/7

45 Steinmetz KA, Vegetables, fruit, and colon cancer in the Iowa Women's Health Study. Am J Epidemiol. 1994;139:1-15

46 AT Fleischauer, - The American journal of clinical , 2000

47 Adv Ther. 2001;18:189-193

48 7Ter Arkh. 2003;75:53-56

49 Stjernberg L, Garlic as an insect repellent [letter]. JAMA. 2000;284:831

Top5

銀杏

★適合有這些煩惱的人

☑阿茲海默症以及失智等腦部疾病家族史 ☑記憶力變差

☑想改善經前症候群 ☑防治青光眼、黃斑部退化

☑經常暈眩、耳鳴 ☑有糖尿病 ☑常四肢冰冷，末梢血液循環不好

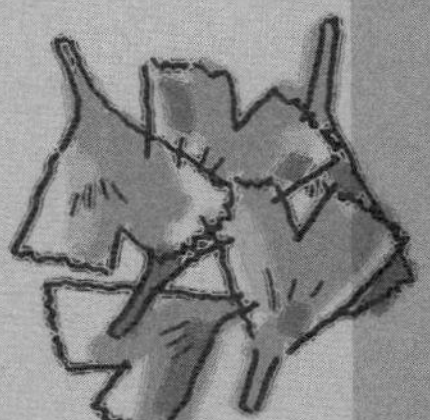

銀杏的6大健康絕活！

銀杏存在於地球至少約兩億七千萬年，因此被達爾文稱之為活化石。它是中國古老的藥材，根據《本草綱目》記載，銀杏的果實（即白果）具有溫肺益氣、定喘止嗽的功效，而銀杏葉則可治療胸悶、心痛，改善血液循環。銀杏於一九七〇年代傳入歐洲，在德國、法國掀起了研究熱潮，現今在德法兩國，銀杏葉萃取物已被製成錠或靜脈注射藥物，成為醫師的臨床處方藥，目前已經證實的效果有：

效果①防治阿茲海默症、失智等疾病：改善大腦血流，保護大腦神經細胞

影星茱莉安摩爾以《我想念我自己》（Still Alice）拿下二〇一五奧斯卡最佳女主角，不僅使她如願成為史上第一位連續榮獲金球獎、英國電影學院及奧斯卡等二十項大獎的大滿貫影后，也喚起了大眾對阿茲海默症以及失智等疾病的關注與認識。為了預防這類會永久喪失記憶的疾病，人們開始尋找預防心智衰退、改善記憶力的營養補充劑，然而市面上這類產品雖然不少，但是大多沒有根據，唯二有研究證實效果的，一個是魚油（詳見《吃對保健食品！》一書八五頁），另一個則是銀杏。

銀杏不僅是美國最暢銷的改善記憶保健品，在歐洲也常被醫師處方用於治療「腦部功能不全」。許多高品質的雙盲對照研究顯示，銀杏能減緩阿茲海默症以及失智等疾病的惡化，並活化人體腦部功能，增強記憶力。

一九九七年，美國紐約醫學中心就發現銀杏葉能減緩老人癡呆症的病情惡化，他們自銀杏葉中提煉出一種稱為「EGb761」的物質，讓實驗者分別服用安慰劑以及四十毫克、一百二十毫克與二百四十毫克等劑量的銀杏萃取，結果發現服用銀杏萃取物的患者，病情惡化的速度比其他服用安慰劑的病患要慢上六個月，而且記憶力也有所改善。二〇〇

六年一項追蹤二十二週的研究也證實，銀杏的效果不亞於阿茲海默症的藥物 donepezil[50]。二〇〇七年一項針對四百名老年癡呆患者參與的研究指出，患者每日三次、每次服用八十毫克的銀杏萃取液，二十二週後認知能力有明顯改善[51]；另一項發表於《BMC》醫學期刊、針對二千三百七十二名罹患阿茲海默或老年癡呆疾病的隨機對照研究顯示，服用銀杏的患者，認知與日常生活皆有改善[52]。

銀杏對大腦的幫助，主要與改善大腦血流和刺激神經細胞活性有關。因為大腦若沒有獲得足夠的血液，腦血管的供血不足，就會影響神經細胞，繼而引發頭痛、記憶力變差和注意力不集中等狀況；而銀杏所含的黃酮醇，可提高人體的血液循環（包含末梢血液循環），提升心臟、大腦及其他器官的供氧量，有助恢復大腦血流，改善大腦血流不足的現象，保護神經細胞避免受到進一步損傷。

銀杏不僅可用來預防、治療阿茲海默症、失智等腦部疾病，對一般人也有幫助。因為即使沒有罹患阿茲海默症、失智等腦部疾病，人體循環到大腦的血流，也會隨著年齡增加而逐漸減少，如果減少得太多（也就是大腦血流量不足），就會造成記憶力減退甚至其他認知功能障礙。英國里茲大學（University of Leeds）的研究也顯示，八名二十五到四十歲的健康志願者每天服用銀杏萃取的 EGb761 後，記憶力皆有顯著提升，而且工作可以更加專注；另一項針對四十名五十五至八十六歲的健康銀髮族測試也顯示，這些老人家在持續服用銀杏後，思考能力與反應都變得更好[53]。因此在德國，銀杏葉萃取物已核准用於治療腦功能不全症狀，包括記憶困難、昏睡、耳鳴及頭痛等。

效果②避免周邊動脈缺血：四肢冰冷？別忽略末梢血液循環的警訊

我們人體組織器官要維持血流暢通才能正常運作，一旦缺血就會出現各種功能問題；這種狀況在人體各個部位都有可能發生，例如發生在心臟會造成心絞痛、心肌缺血，發生在腦部會引起腦中風，而發生在四肢周邊血管，便稱為「周邊動脈阻塞疾病」。換句話說，四肢冰冷是末梢血液循環不好所發出的警訊，萬一發生阻塞，輕者出現缺血性疼痛，重則導致間歇性跛行、甚至肢體缺血性壞死，臨床就常發生老人家穿了鞋，但鞋子裡頭有東西（例如石頭）卻沒感覺，結果時間太久造成腳部肌肉壞死，最後只能截肢，這些都是末梢血液循環障礙所導致的問題。

那麼該如何預防或改善末梢血液循環障礙呢？除了飲食控制，降低血液的濃稠度，避免血栓形成外，養成固定運動習慣，讓行血活躍順暢，也能強化末梢血液循環。此外，銀杏葉萃取物對改善末梢血液循環也有不錯的效果，銀杏所含的黃酮體、雙黃酮體、銀杏內酯類化合物等物質，能活化血小板，避免血液凝結成塊而減少血栓形成，同時還可改善血流速度及組織供血量，使得原本供血不良的組織或器官，重新獲得足夠的血液供應，進而改善組織供氧能力，緩解局部組織缺血或缺氧引起的症狀。

眾多研究顯示，每天吃銀杏可以有效改善行走距離[54]，而且已出現跛行症狀者，每天吃一百二十毫克以上的銀杏萃取，二十四週後，患者的行走能力就可以獲得顯著的改善[55]。

效果③改善經前症候群：調理3個月，就能從此「月月安」

大約八五%的女性在月經前會感到生理及情緒上的不適，如頭痛、乳房疼痛與情緒焦躁等，此時服用銀杏萃取也有幫助；一項針對一百四十三名，十八到四十五歲婦女所進行的研究顯示，每天攝取八十毫克的銀杏萃取，兩個月經週期後，原本乳房疼痛與情緒焦躁等症狀都有明顯緩解[56]。當然，經前症候群也可以用聖潔莓來改善。

效果④改善視力，防治青光眼、黃斑部退化：增進血流、保護視神經

青光眼是由於眼壓過高造成視神經萎縮的疾病，是國人失明的主要原因之一，患者

最擔心的就是視野惡化，而這些通常都是在不知不覺中緩慢進行，尤其是正常眼壓性青光眼（Normal Tension Glaucoma, NTG），患者的眼壓屬正常範圍，但視神經卻逐漸萎縮，除了要用眼藥降低眼壓之外，同時也需要加強保護視神經才行。

研究發現，青光眼患者每天服用一百二十毫克銀杏萃取物，八週後視野即可獲得有意義的改善[57]；一項長達十二・三年治療追蹤，以口服銀杏萃取物對正常眼壓性青光眼的視野改善研究，結果發現四十二位每天口服兩次八十毫克銀杏萃取物的患者，治療前後的眼壓與視野變化皆無明顯差異，由此可見銀杏萃取物的確可改善正常眼壓性青光眼所造成的持續視野缺損[58]。另外，常吃魚也可以降低眼壓、改善青光眼（見拙作《怎樣吃魚最健康》）。

除了可改善青光眼外，能增進血流、促進細胞代謝、增加眼球及腦部血液循環的銀杏，對視力殺手「黃斑部病變」也具有防治功效。研究發現，黃斑部病變患者每天服用一百六十毫克的銀杏萃取物，六個月後視力可獲得改善[59]，而且每天服用劑量高（二百四十毫克），效果會比低劑量（六十毫克）來得好[60]。另外，葉黃素也可以改善黃斑部退化。

效果⑤改善暈眩、耳鳴⋯莫名一陣天旋地轉？請注意末梢血液循環

上班緊盯電腦不休息，網咖族上網打電玩，長時間下來就容易暈眩，這時會感到一陣突如其來的天旋地轉，甚至嘔吐，但只要稍作休息就沒事，有些人還會出現類似突發性耳聾的耳鳴症狀（耳鳴聲音很大）。暈眩的可能原因有很多，排除中風、心血管疾病、心因性壓力過大之外，臨床上最常見的原因就是內耳的末梢血液循環不良，尤其是合併有糖尿病、高血壓、高血脂等「三高」毛病者，十人中有八人都是血液循環不良所引起。

因末梢血液循環不良而引起的暈眩、耳鳴，有時是「中風」警訊，不可輕忽，這時候可以服用銀杏來改善血流動態。一項多中心的對照研究顯示，七十名因末梢血液循環不良而經常暈眩、耳鳴的患者，在分別服用銀杏萃取與安慰劑三個月後（每天兩次，每次一百六十毫克），服用銀杏萃取物的患者，四〇％可得到有意義的改善[61]；《歐洲耳鼻喉科》發表的一項小型研究中，一百零六名原發性突聾門診病患隨機分為兩組，一組每天服用銀杏葉萃取物二百四十毫克，一組每天服用一百二十毫克，八週後兩組病患皆有改善，而且服用高劑量的患者，恢復速度明顯較快[62]。

效果⑥預防糖尿病惡化：減少自由基干擾，避免併發症發生

近年來有不少研究皆指出，糖尿病的發生與自由基的作用有密切關係；糖尿病的可怕之處，不在糖尿病本身症狀，而是它所引發的併發症，如腎病變、視網膜病變、神經病變等，而銀杏葉萃取物具有抗氧化作用，可使身體免受自由基干擾，有助減緩糖尿病的惡化。

如何善用銀杏的天然保健力？

至今已有超過六百六十篇相關醫學研究報告，證實銀杏葉製劑在臨床上的治療效果，其製劑也廣泛的在腦神經內科、眼科、耳鼻喉科、新陳代謝科等臨床應用上，是國內大型醫學中心經常使用的藥物之一；然而，市面上也有不少銀杏製成的保健食品，銀杏到底是藥品還是食品？該怎麼選購與使用，才能真正發揮功效呢？

重點①銀杏葉？銀杏果？一定要先搞清楚

銀杏到底是藥品還是食品？基本上會依銀杏的萃取部位，以及各國規定而異。銀杏對健康的確有助益，但銀杏萃取部位不同，效果也會不一樣；目前銀杏在保健上的應用，

主要有「銀杏葉」和「銀杏果（種子）」兩種。前者含EGb761等成分，醫學上證實可抑制血小板凝結，減少血栓形成，進而增加血流速度及組織供血量，改善組織供氧能力，緩解局部組織缺血或缺氧引起的症狀；而「銀杏果」也就是俗稱的白果，主要成分包括Albumin等，中醫認為有斂肺益氣、剋治喘縮、擴張微血管、促進血液循環等療效，因此常作為藥膳用材。換句話說，想改善末梢血液循環、預防老人癡呆，是指含「銀杏葉萃取物」產品。

目前台灣將銀杏葉萃取物列為藥品管理，核可適應症為改善末梢血液循環障礙，但事實上在很多國家，銀杏葉被歸類為功能性食品（Functional Food）。

重點②選擇歐盟檢測產品較有保障

值得注意的是，市售銀杏產品普遍有產品含量不到標示值的問題。一九九九年美國消費者實驗室調查發現，有四分之一的銀杏產品銀杏含量與標示值不符，二〇〇三年更暴增到七五%，二〇〇七年雖有稍緩，但還是有四一%的產品成分不足。

此外要注意的還有污染問題。美國的銀杏產品曾檢驗出鉛污染，且銀杏為植物，種植時難免會使用農藥，但多數國家（包括美國）的銀杏產品皆沒有檢測農藥，也因此讓銀杏的選購更加困難。我的建議是選擇檢測通過的產品，尤其是歐盟地區對於銀杏成分的組成規定，比起其他地區嚴謹許多，也相對較有保障。

重點③銀杏具有活血作用，部分民眾不宜攝取

若是用於一般日常保健，建議銀杏的攝取量一天一百毫克即可，若本身有腦部方面的疾病則可加強用量，兩百四十毫克內都屬安全劑量。不過，由於銀杏具有活血作用，與抗凝血藥物或阿斯匹靈併用可能產生加乘作用，使傷口難以癒合、血流不止，提高出血的危險性，因此服用抗凝血藥物或阿斯匹靈的病患，應避免補充銀杏葉萃取物。

此外，血小板功能異常、血癌患者、懷孕婦女也不宜服用銀杏，老人、小孩，以及胃潰瘍和十二指腸潰瘍患者，在服用前應先詢問醫師意見。另外，銀杏與降血壓藥物可能也有加成效果，建議服用前與醫師討論用量。

50 Mazza M, Ginkgo biloba and donepezil: a comparison in the treatment of Alzheimer's dementia in a RCT. Eur J Neurol. 2006;13:981-985.

51 Scripnikov A, Effects of Ginkgo biloba extract EGb 761® on neuropsychiatric symptoms of dementia: findings from a RCT. Wien Med Wochenschr. 2007;157:295-300.

52 Weinmann S, BMC Geriatr. 2010.

53 Mix JA, J Altern Complement Med. 2000;6:219-229.

54 Pittler MH, Ginkgo biloba extract for the treatment of intermittent claudication: a meta-analysis of randomized trials. Am J Med. 2000;108:276-281. ; Horsch S, Ginkgo biloba special extract EGb 761 in the treatment of PAOD—a review based on RCT. Int J Clin Pharmacol Ther. 2004;42:63-72.; Nicolai S, Ginkgo biloba for intermittent claudication. Cochrane Database of Systematic Reviews. 2009;CD006888.

55 Schweizer J,. Arzneimittelforschung. 1999,49:900-904 ; Peters H, Vasa. 1998;27:106-110.

56 Tamborini A, Value of standardized Ginkgo biloba extract （EGb 761） in the management of congestive symptoms of premenstrual syndrome Rev Fr Gynecol Obstet. 1993;88:447-457.

57 Quaranta L, Ophthalmology. 2003;110:359-362.

58 J Glaucoma. 2013 Dec;22（9）:780-4. doi: 10.1097/IJG.0b013e3182595075.

59 Lebuisson DA, Presse Med. 1986;15:1556-1558.

60 Fies P, A.Wien Med Wochenschr. 2002;152:423-426.

61 Haguenauer JP, Presse Med. 1986;15:1569-1572.

62 Eur Arch Otorhinolaryngol 2001 · 258 ·· 213-9.

Top6

燕窩

★適合有這些煩惱的人

☑預防流感&禽流感 ☑減緩骨關節發炎 ☑已停經女性的日常保養

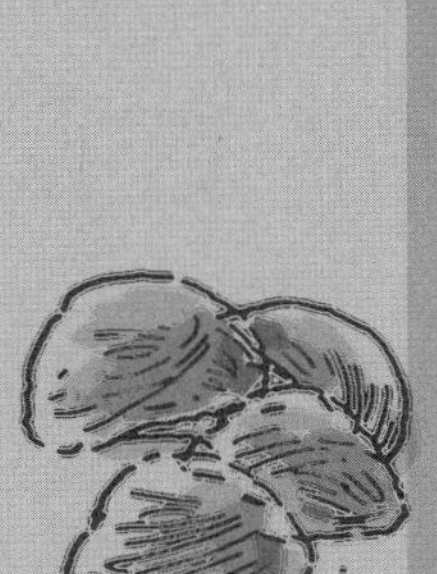

燕窩的2大健康絕活！

燕窩是中國人眼中的上八珍之一，自古以來就深受人們追捧，認為燕窩具有止咳化痰、補中益氣、養顏美容、治虛勞和增強免疫力等眾多效果；但因西方人不吃燕窩，連帶地相關研究也有限，目前確經證實的效果僅有：

效果①預防禽流感&流感……金絲燕的唾液可以阻斷病毒

禽流感原是以鳥類為宿主的病毒傳染病，近幾年卻出現了數起跨越種族感染到人身上的病例，嚴重者甚至會致死，因此一旦爆發相關疫情，人們往往會聞鳥色變，而燕子是鳥類大家族的一員，燕窩又是燕子（金絲燕）的唾液，很多人都不禁問：「吃燕窩會不會得到禽流感？」答案是：「恰恰相反，吃燕窩反而可以預防禽流感，甚至一般流感！」

沙巴州野生動物局局長安布博士曾代表馬來西亞政府參與聯合國世界衛生組織的調查和研究，最後得到的結論是，金絲燕絕對不會引發禽流感，也不會是流感的傳播者，因為金絲燕爪子構造特殊，終身不著陸，減低了金絲燕感染禽流感病毒的機率；不僅如此，燕窩還具有抑制禽流感與流感病毒的效果。燕窩所富含的唾液酸（Sialic Acid），已被證實在對抗病毒上扮演著重要的角色，二〇〇六年《抗病毒研究期刊》研究指出，燕窩的萃取物可以抑制流感病毒的傳染[63]，而台灣的燕窩研究也發現，燕窩可以和禽流感與流感病毒相結合，進而阻斷病毒、抑制病毒傳染[64]。

效果②減緩骨關節炎，幫助軟骨組織再生

二〇〇七年研究發現，燕窩富含非硫酸軟骨素「糖胺聚醣（Glycosaminoglycans, GAGs，又稱葡萄胺聚糖）」，這個成分正是關節液的主成分，可以提供關節組織營養，減緩骨關節炎（OA）並且幫助修復受損的軟骨組織[65]。提到「糖胺聚醣」，一般人可能

覺得有點陌生，但若提到「葡萄糖胺（Glucosamine）」，大家應該就很熟悉了吧？其實葡萄糖胺正是糖胺聚醣的前驅物，也就是說，我們所服用的葡萄糖胺，會在體內合成關節液的主成分「糖胺聚醣」，進而幫助軟骨組織再生，以維持軟骨的健康。

不過，燕窩的效果似乎並不僅限於「關節軟骨」。二〇一一年，日本人做了一個實驗，將做完卵巢切除手術的老鼠分為兩組，其中一組餵食燕窩，結果發現，有餵食燕窩的那組，骨骼密度以及鈣含量都較高，而且皮的厚度也比較高，由此可見，燕窩似乎對於幫助停經女性提升骨強度和延緩皮膚老化也有幫助。

如何善用燕窩的天然保健力？

燕窩雖然對西方人來說很陌生，卻是中醫眼中的養生聖品，因此即使價格昂貴，還是有許多人趨之若鶩，也造成許多消費迷思與市場亂象。想善用燕窩的天然保健力，一定得先對燕窩有正確的認識才行。

重點①吃燕窩不人道？2大迷思先知道

許多人認為，吃燕窩是非常不人道的行為，因為聽說採摘燕窩時，工作人員必須攀爬到很高的地方，有發生意外摔死的疑慮，甚至聽說採摘人員會為了取得燕窩，直接將窩裡的小燕子從高處往下丟，導致不少幼小燕子被摔死；如果人類真的只為了滿足口腹之慾而殘害那麼多生命，那燕窩的確是一項很糟糕的食品。

事實上，在現代生產燕窩的環境，剛剛描述的狀況並不會發生。首先，沒有人會願意冒如此高風險，爬到那麼高的地方去採摘燕窩。目前在東南亞，人們會先建造一個建築物，專門提供燕子築巢，而且高度也沒那麼高；如果在採收時候遇到小燕，會讓牠們先待在替代窩裡，等長大後便可以加入生產燕窩的行列，畢竟燕子是生財工具，沒有人會想要殘害牠們的生命。

除了燕窩採集的謠言外，血燕的傳言也是一絕。早期會聽說血燕的由來，是因為人類不停採摘燕窩，導致燕子為了趕工築巢吐血，因為得來不易，所以血燕窩的價格比一般燕窩更是高出許多。後來有人特別去研究後才發現，原來位置比較低的燕巢會受到其他燕子排泄物熏蒸，就像我們進到鴿子籠，會看到地面上滿滿鴿子排泄物一樣；在酸性、潮溼的環境中，受到排泄物熏蒸的燕窩，就會產生硝酸鹽反應，進而轉變為紅色，形成所謂的血燕[66]，換句話說，紅色的燕窩其實是遭受污染的產品，吃了反而可能致癌。

重點②購買燕窩前，須注意3大假象

燕窩有許多種分類，以築巢方式來分的話，有在洞裡築巢的「洞燕」以及在屋裡築巢的「屋燕」；依燕窩顏色可分成黃燕、白燕跟血燕；依產出可分為金絲燕、草燕（又細分為洞草燕跟屋草燕）及毛燕；依形狀可區分燕盞、燕條、燕絲、燕角、燕餅及燕碎。

一般來說，品質良好的燕窩，原本的形狀像半個碗，因此只要經過挑毛、風乾後稍加修剪即可，其成品就是燕盞；不過由於取下、搬運以及修剪等過程中，殘留破碎的部分雖然不完整，但營養價值仍在，因此才會以其形狀又分為燕條、燕絲、燕角、燕餅及燕碎在市面上流通，而且越碎的產品越便宜。

燕盞形狀通常大而完美，乾淨、雜質少、色澤好，表面規格寬度為四到五釐米，每只重量達十一到十二公克，即可視為特等燕窩，而表面規格寬度三到四釐米，每只重量約為十到十一公克，則為一級燕窩盞。此外，官燕（也就是爪哇金絲燕或白腹金絲燕）第一次築的巢，顏色非常潔白光亮，形狀像半個碗，厚度約〇．三到〇．五公分，重量很輕（大約十二公克），味道聞起來有淡淡的香味，浸泡到水中變軟之後，膨脹幅度會脹到原來的八倍大，這些都屬於較高級的燕窩。

由於燕窩採集麻煩、製程複雜，因此價格非常高，零售價每公斤也要好幾萬台幣，連帶也吸引許多不肖商人為了利益而造假，常見的造假手法有：

①假燕窩：最常見的就是以豬皮跟魚鰾製成的假燕窩，其他像小魚蝦、海螺、昆蟲、雞蛋、海藻、白木耳、卡拉亞膠、明膠、黃豆、牛奶、澱粉、礦物質、漂白劑及染色劑，都曾經被發現混到燕窩裡面。

②假燕盞：燕盞售價昂貴，燕碎的價格不到燕盞的三分之一，因此有些人會將燕碎鋪在模具上，一層一層刷上膠水，最後蓋上模具定型，等風乾後就變成燕盞的形狀，如此就造成嚴重的塑化劑攝取，會提高乳癌、腎衰竭等風險；除了形狀外，燕盞顏色要白才是上品，因此有些不肖業者會將產品漂白或加入螢光增白劑，製造出假的頂級燕盞，而螢光增白劑很多有基因毒性，不得不慎！

③假血燕：血燕價格非常昂貴，因此有些人便將燕窩染色成紅色，這個過程可以在實驗室中複製，而且不需要燕子排泄物，只要浸泡硝酸鹽就可以。但就算是真血燕，也一樣含有致癌物硝酸鹽，所以無論真假血燕，都不該購買。

重點③聰明挑、聰明驗、聰明吃

★購買之前・聰明挑

我們都知道，在購買時若能挑選真的燕窩，自然可以省卻許多麻煩，然而有些檢測是消費者無法自己進行，必須透過專業檢測才能確定，因此選購燕窩時，建議最好先仔細看包裝，確定有沒有經過檢測。通常，優質的燕窩產品應該要通過一二二頁表所列的檢測，這些檢驗項目看起來雖然又多又複雜，但是絕對值得，因為燕窩的單價實在太高了，一定要小心謹慎！

★買回家後・聰明驗

① **稀鹽酸測試**：真的燕窩用稀鹽酸滴上去，溶液會呈現棕黑色，如果是假的燕窩，溶液會呈無色，而樣品會變成黃棕色。

② **碘測試**：真的燕窩會被碘液染黃，但用水就可以沖掉，如果是含有澱粉的假燕窩，沾到碘液後會呈現棕紫色而且無法洗淨。

③ **紫外線光源測試**：因為燕窩本身有天然的藍綠色螢光，所以用紫外線光照射燕窩時，如果完全沒有螢光反應，那應該就是假的。

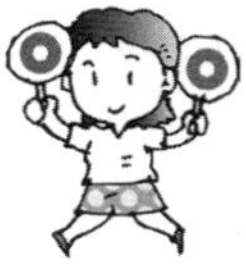

透過專業檢測，真假燕窩一看就知！

	檢測項目	檢測原因
不可驗出的項目	鋁	東南亞國家的水可能有重金屬污染，而且鋁可以做為泡發劑使燕窩「變大」，所以許多燕窩都含有非常高量的鋁。食用鋁含量高的食品，容易對腦造成損害，導致痴呆症，也會傷害到骨頭，造成軟骨症，尤其是全台灣約二百五十萬腎功能不完全正常的人，更是高風險群。
	亞硝酸鹽	燕窩受到硝酸鹽污染，會產生致癌的亞硝酸鹽。
	金絲燕的特徵DNA	燕子的口水就如人類的口水，會有口腔細胞，可以偵測出金絲燕的特徵DNA。
	螢光劑	有些燕窩為了漂白會添加螢光劑，但正常的燕窩也有螢光反應，所以用一般紫外線光測試，還是會有誤差，必須透過實驗室的檢驗，才能夠辨別真假螢光。真的燕窩含有藍色三百六十五奈米的螢光，若檢測到的不是三百六十五奈米的螢光，就表示為人工螢光劑。
	漂白劑、螢光增白劑	雙氧水、吊白塊、二氧化硫等。
	塑化劑九項	檢測是否為刷膠做成的假燕盞。
	豬的特徵DNA	使用豬皮造假。

魚的特徵DNA	使用魚鰾造假。
防腐劑十二項	檢驗己二烯酸、對苯甲酸等十二項防腐劑
Hydroxyproline 羥脯胺酸	真燕窩不含，若有驗出則表示添加了豬皮。
Methionine 甲硫氨酸	真燕窩不含，若有驗出則表示有添加假料。
應符合的檢驗項目	
粗蛋白	燕窩乾品的粗蛋白含量應該會超過四七%[67]。
燕窩酸（唾液酸）	唾液酸的含量應該要高於一〇%，如果含量過低，代表摻了部分假料在裡面。
胺基酸分析	燕窩所含胺基酸大多為Asp, Leu, Tyr, Glu, Val, Ser and Phe，而假燕窩主要含Ile, Gly and Ala。
水分	應低於二〇%。

★發揮效果・聰明吃

有些人為了衛生，食用燕窩前會再次清洗、挑毛，殊不知這樣一來，反而造成唾液酸流失，畢竟市場上銷售的燕窩都已經清洗挑過毛了，挑不乾淨的毛對人體無害；換句話說，燕窩的正確吃法就是直接烹調。烹調的溫度也要注意，因為燕窩所含的促進細胞分裂激素Mitogenic Stimulation Factor及Epidermal Growth Factor（表皮生長因子），可以促進人體的細胞再生和組織生長，誘發細胞的免疫功能，就像狗或貓在受傷時會舔拭傷口，就是因為口水中含有這樣的表皮生長因子，可以使傷口較快復原；不過這兩種活性物質在攝氏八十度以下才能保持活性，所以燕窩不適宜煲或直接煮沸，但加熱也不能低於攝氏七十二度，以免造成細菌感染。

此外，即食燕窩雖然開罐就能吃非常方便，但相對也有不少風險。這類的即食燕窩是加工食品，所以更容易被不肖業者動手腳。二〇〇五年北市衛生局在迪化街及各大賣場抽驗燕窩，就發現五成八的即食燕窩根本毫無燕窩成分，甚至還含豬皮胺基酸；二〇一二年國際《食物安全》雜誌也針對市售即食燕窩進行檢驗，結果發現二十八個產品裡，有二十七個漂白劑的副產品 semicarbazide（漂白劑分為很多種，如果要一項一項檢驗需要花很多成本，但不管哪種漂白劑，使用後都會產生同樣的副產品 semicarbazide，而天然燕窩本身並沒有這種成分，所以只要檢驗出 semicarbazide，就表示使用過某種漂白劑）。由此可見即食燕窩品質良莠不齊，除非附有詳細的檢驗報告，否則不建議選用。

63 CT Guo , Antiviral research, 2006
64 陳怡仁，2011
65 Matsukawa N, Biosci Biotechnol Biochem. 2011
66 PPH But, - Journal of ethnopharmacology, 2013
67 蘇等人，1998
68 YN Xing ，Journal of Food Protection, 2012

Top7

紅麴

★適合有這些煩惱的人

☑血脂（膽固醇）過高、高血脂症　☑容易因緊張等情緒而血壓上升

☑有心血管疾病

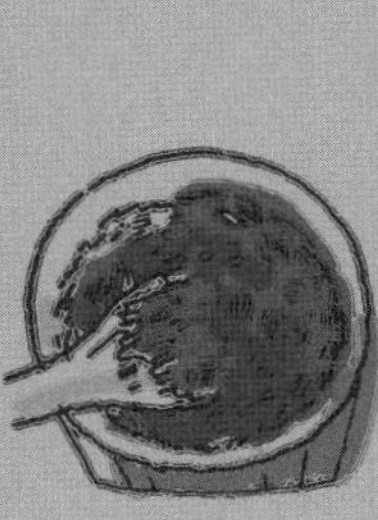

紅麴的3大健康絕活！

紅麴入菜，在中式餐飲中應用久遠，特別是某些福州菜、客家菜常可見紅麴巧妙妝點，鮮紅的色澤讓人看了食指大動。實際上，紅麴不只是入菜調味品，還是保健聖品，近年來已有許多研究證實它的保健功效，其中最顯著的有：

效果①控制血脂、治療高血脂症

效果接近降血脂藥物，而且副作用少

紅麴由紅麴菌和糯米發酵而成，發酵過程中會釋放一種 Monakolin K 成分，能抑制

體內膽固醇合成之關鍵酵素-HMG CoA還原酵素，特別是對容易導致動脈硬化的低密度脂蛋白膽固醇，有卓越降低效果。

一九九九年美國加州洛杉磯分校針對患有高血脂的一千多名患者進行研究，受試者連續八週服用〇・八到二・四公克的紅麴膠囊，結果總膽固醇平均下降二十六至六十八mg/dl，下降率達一一%至三三%。九十三篇隨機研究，共計一萬個患者證實紅麴可以降低總膽固醇、低密度脂蛋白、三酸甘油酯，並且提升高密度脂蛋白[69]；另一項針對五十名代謝症候群成人所進行的研究，患者分成兩組，其中二十六名每天服用紅麴萃取（含Monacolin K 一〇・八毫克）及橄欖油（含多酚化合物九・三毫克），另外二十四名每天服用安慰劑，為期八週後顯示，每天服用紅麴的患者，其膽固醇、低密度脂蛋白、三酸甘油酯、血壓皆有顯著性下降[70]。

美國藥物食品管理局（FDA）早在一九九八年就承認紅麴能有效降低血中膽固醇、低密度脂蛋白、三酸甘油酯，同時提升高密度脂蛋白，並允許紅麴產品標示這樣的療效；事實上，紅麴降血脂效果並不比處方藥差[71]，因為紅麴的有效成分Monacolin K和降血脂藥物Statin很接近，屬於同類，不過紅麴同時還含有植物固醇等其他有效成分，所以紅麴不但和降血脂藥物 Statin 有相近降血脂功效，還較少產生副作用。研究發現，使用降血脂藥物 Statin 會出現副作用的患者，有九二％的病人可以接受紅麴，並且能有效控制血脂[72]，由此可見紅麴卓越的血脂控制功效。

效果②穩定血壓：放鬆緊張情緒，抑制神經系的血壓上升

除了降血脂外，紅麴還有降血壓的功效。研究發現，紅麴的主要有效成分γ-胺基丁酸（GABA），可促使血管擴張、增加血管彈性，同時抑制交感神經、促進副交感神經活性，對交感神經系統有調節作用，因此可抑制神經系的血壓上升，讓血壓值穩定。

效果③預防心血管疾病：降低心血管疾病發生率＆總死亡率

紅麴降低血脂的效果媲美降血脂藥物，而且又能穩定血壓，因此連帶的也對心血管疾病（如：中風、心肌梗塞）具有一定防治效果。中國一項橫跨十九省的多中心對照雙盲研究，共追蹤四千八百七十名有冠心症病史和高血脂症患者四・五年，結果發現持續服用紅麴的患者，不僅能有效控制血脂，而且心肌梗塞、冠心症的發生率，以及總死亡率都明顯較低。另一項針對五千名心臟病患者的四年追蹤研究也顯示，持續服用紅麴的

患者，比起服用安慰劑的對照組，不僅心肌梗塞發生率低了四五％，而且總死亡率也降低三五％[73]。

如何善用紅麴的天然保健力？

紅麴是中國數千年來的傳統食材，過去它的功能主要作為色素，近年來被證實有降膽固醇的功效，因而成為當紅的飲食保健新寵，除了傳統的紅麴（糟）醬、紅麴米，也被製成方便服用的保健食品，甚至還有紅麴餅乾、紅麴麵包、紅麴葡萄酒等眾多選擇，這些真的都有效嗎？吃紅麴又有哪些注意事項呢？

重點①發酵過程稍一不慎，就會產生「紅麴毒素」

過去，人們以蒸煮過的米加入紅麴菌，讓菌生長乾燥後，所得到的就是紅麴，而將乾燥的紅麴米磨粉、加水，可做成紅麴醬，用來沾肉、油炸後的就是紅糟肉，若以糯米加紅麴菌發酵，則可釀製紅露酒。天然的紅麴產品，食用時並沒有太多限制，不過要注意的是，紅麴的發酵過程若控制不良，會產生「紅麴毒素（Citrinin）」。紅麴毒素是腎肝毒素，巴爾幹半島有許多居民曾因此罹患慢性腎病及腎臟腫瘤[74]，對身體的傷害不容小覷，因此不建議自行釀製。

重點②不只要注意出廠檢驗，還要注意存放環境

那麼，選購時只要多留意產品是否通過紅麴毒素的檢查，就沒問題了嗎？錯！還得注意保存溫度才行。無論天然食品形式的紅麴醬，還是做成保健食品的紅麴膠囊，都需要冷藏保存，然而市售紅麴大都存放在常溫之下，因此即使出廠檢驗正常，但在常溫中，所含的紅麴毒素也會繼續增加。二〇一〇年台灣大學蔡佳芬博士針對市售紅麴產品進行紅麴毒素含量調查，結果發現八件紅麴米的紅麴毒素高達二・四至二十二・五ug/g；二〇一四年一項針對台灣紅麴產品的調查研究也顯示，有多達三百零二件產品被驗出紅麴毒素超標（超過〇・〇五ug/g），其中又以紅麴米的含量最高（平均十三・三ug/g），其次分別為紅麴保健食品（平均一・二ug/g）和紅麴加工食品（平均〇・一ug/g）[75]。由此可見，選購紅麴保健食品，不只要注意出廠是否通過紅麴毒素檢驗，還要注意是否全程為冷藏存放；此外在市售紅麴產品中，紅麴米的風險最高，最好別碰。

重點③服用抗凝血劑等藥物，以及肝、腎功能不好者禁用

紅麴原來雖然是食材，但若以保健食品方式補充，請注意以下狀況：

什麼時間吃？	餐後服用 可以增加吸收
哪些東西不能一起吃？	葡萄柚 & 酒 葡萄柚會干擾紅麴作用，而與酒合用，會增加肝臟傷害風險
哪些人不能吃？	肝、腎功能不好，及孕婦、哺乳、兒童（值發育期）和曾經做過器官移植
哪些藥物併用要注意？	抗凝血劑、降膽固醇藥（Statin）、抗排斥藥物 紅麴會延長凝血時間，所以若服用上述藥物時，請先告知醫師

69 Liu J, Chin Med. 2006;1:4.

70 Verhoeven et al.BMC Complementary and Altemative Medicine （2015）15:52

71 Liu ZL,. Cochrane Database Syst Rev. 2011.

72 Venero, C.V., （2010）. The American Journal of Cardiology, 105（5）, 664-666.

73 Du BM, Zhonghua Xin Xue Guan Bing Za Zhi. 2006;34:890-894.

74 Gupta 2007.

75 Chia-Ding Liao,FOOD CONTROL 2014.

Top8

納豆

★適合有這些煩惱的人

☑心血管疾病患者 ☑血栓症 ☑已停經女性的骨質保健 ☑高血壓

☑經常拉肚子、腸道敏感 ☑消化不良 ☑血脂（膽固醇）過高

☑糖尿病患者的日常保健 ☑有癌症家族史

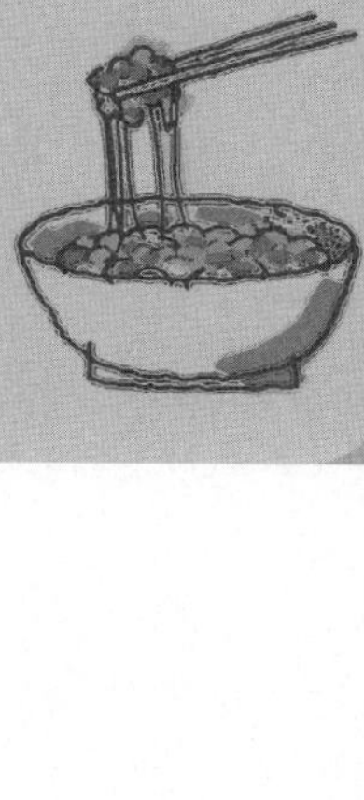

納豆的8大健康絕活！

說到日本的國民食物，很多人會聯想到「納豆」，不過納豆雖然在日本風行超過一千年以上，但實際上卻是源自中國。所謂納豆，就是納所之豆，主要用來供奉神明，最早出現於唐朝，當時的人將煮好的黃豆用稻草包起來發酵製成，在古代是一種珍貴食物，於唐朝時傳入日本，開始在日本的寺院傳播，後來才慢慢傳到民間。由於納豆有股特別味道，所以並不是人人愛吃，直到十多年前，研究人員無意中發現納豆具有保健功效，才使得納豆一躍成為熱門的保健食品，目前納豆已經證實的保健效果有：

效果①預防及溶解血栓，保持血管通暢：納豆：強力血栓溶解劑

納豆由黃豆發酵製成，與黃豆的營養成分幾乎相同，可提供蛋白質、油脂、寡糖、皂素、異黃酮素、鈣等豐富營養素，不過發酵後的納豆，還會產生「納豆激酶（Nattokinase）」，可以溶解血栓、維持血管通暢並促進血液循環。

所謂的血栓，就是在血管中生成的血液凝結硬塊，主要成分是一種稱為纖維蛋白（Fibrin）的蛋白質，雖然常被視為壞東西，但其實具有修復血管及止血功能，只是纖維蛋白在任務完成時應該要被血栓溶解酵素分解，但受到壓力、年齡以及血栓溶解酵素分泌不足等因素影響，使得血栓沒有完全被溶解時，未溶解的血栓就會在血液中浮游，一旦堵塞心臟的血管，就會引發心肌梗塞，若是堵塞腦部的血管，就會引發腦中風。

「納豆可以溶解血栓」是一九八〇年日本九州大學的須見洋行教授，在進行血栓溶解酶的結構分析研究時發現，據說是因為他覺得納豆黏黏的性質和血栓的黏質類似，而血栓的主要成分是纖維蛋白（Fibrin），納豆則是溶解發酵黃豆的蛋白質而產生的食品，所以他決定在人工血栓上放置納豆，結果意外發現人工血栓快速溶解。為了找出納豆的作用成分，他找了兩組人，一組吃黃豆，一組吃納豆，結果吃黃豆的小組，血液中幾乎

沒有發生溶解血栓的作用，但吃納豆的小組，持續有八小時的溶解血栓作用，因此證明有效成分只存在於納豆黏糊糊的成分裡，最後終於在一九八七年發現，這個有效成分是納豆發酵過程中所產生一種絲氨酸蛋白酶，由於這個成分是納豆發酵的產物，因而命名為納豆激酶。

事實上，納豆中除了含有納豆激酶外，後來又有其他血栓溶解物質陸續被發現，例如：枯草菌血纖維蛋白酶（Fibrinolytic Enzyme, FE）、納豆尿激酶（Urokinase, UK）、前尿激酶活化劑（Pro-urokinase Activator, PUA）與促血纖維蛋白溶解物質（線溶賦活物質，Fibrinolysis Accelerating Substance, FAS）等，所以納豆本身就是一種強力的血栓溶解劑，而且截至目前研究為止，能夠溶解已經形成血栓的食物，也只有納豆而已。

對於已經有血栓的人，納豆激酶可以發揮治療效果，而對健康的人而言，納豆激酶也能預防血栓發生，因為健康人的血管內皮細胞，會產生一種溶解血栓的前尿激活酶（Prourokinase），納豆激酶可以活化它的作用。納豆預防及溶解血栓的卓越功效，後來也被證實能有效預防深層靜脈阻塞[76]。

著名醫學期刊《營養學研究 Nutrition Research》於二〇〇九年發表研究顯示，心血管疾病的高風險患者，每日服用兩千活性單位納豆激酶兩次，兩個月後抽血發現血栓大幅下降，對於心血管有保護作用，能避免心肌梗塞、腦中風的發生。

效果②減少骨質疏鬆的發生：富含維生素K_2，可幫助骨鈣結合

醫學調查顯示，日本六十歲以上的女性，有六〇%患有骨質疏鬆症，儘管有不少人會喝牛奶或攝取鈣質與維生素D，但效果有限。其實與其喝牛奶，吃納豆反而是更有效的選擇，因為要讓骨頭和鈣質結合需要骨鈣蛋白質（Osteocalcin），骨鈣蛋白質的產生必須有維生素K_2，而維生素K_2正是納豆的重要成分之一。研究發現，每一百公克的納豆就含有八百七十微克的維生素K_2，是其他食物的數百倍，因此能增加骨質密度。

效果③治療高血壓：抑制讓血壓提升的酵素

高血壓常被認為是要一輩子吃藥控制的疾病，但現在臨床研究發現，吃納豆就能有顯著降血壓效果。知名醫學期刊《高血壓研究 Hypertension Research》於二〇〇八年曾刊載一則研究，指出高血壓患者連續八週服用兩千活性單位的納豆激酶，血壓皆有顯著下降，因為納豆激酶能抑制讓血壓提升的酵素，進而預防並且治療高血壓[77]。

效果④對抗壞菌、維護腸道健康：大腸桿菌、沙門氏菌等壞菌通通Out

納豆菌對病原性大腸桿菌和沙門氏菌也有顯著抗菌作用。一九八三年小澤恭輔將納豆菌和大腸桿菌E. coli O-157一起培養，發現納豆菌能顯著地抑制大腸桿菌O-157增殖（第四天就檢測不出大腸桿菌O-157）；時至今日，納豆菌已被證實可抑制大腸桿菌O-111、O-144的增殖，同時也有殺滅活葡萄球菌腸毒素、霍亂弧菌和傷寒菌的科學文獻報導。

除了能有效抑制大腸桿菌群（尤其是0111、0144、0157等菌株），納豆菌同時還具有殺滅腸道有害菌、維持腸道生態平衡，並且幫助小腸黏膜細胞增殖，製造有利腸道益菌生長優化環境等多種正面作用。更厲害的是，納豆可以耐唾液、膽汁及胃酸的攻擊，所以能夠有效地在腸道進行作用，比其他益生菌更占優勢。

效果⑤幫助消化：讓蛋白質的消化吸收率大幅提升

此外，納豆菌還可以幫助消化。研究發現，納豆菌可促進蛋白質水解，使得蛋白質的消化吸收率從原來的五〇％增加到九〇％以上，而納豆菌所分泌的分解酵素，還能幫助分解脂肪、澱粉、纖維素及果膠。

效果⑥降血脂與膽固醇：降低三酸甘油酯、壞膽固醇

納豆也可以減少血清中脂質的濃度，有效降低膽固醇。研究發現，四名平均年齡五十六．八歲的健康男性，每日服用一百毫克的納豆激酶，一個月後，血液中的總膽固醇和低密度膽固醇皆有下降，而高密度膽固醇則有所提升[78]；二〇〇九年《亞洲臨床營養學期刊 Asia Pacific Journal of Clinical Nutrition》發表的一項研究也指出，納豆激酶搭配紅麴萃取，能有效降低總膽固醇、低密度膽固醇和三酸甘油酯，並且能提升高密度膽固醇，且不會有降膽固醇藥物（Statin）的諸多副作用[79]。

效果⑦降低米飯引起的血糖升高：糖尿病患者也能安心享用白米香

亞洲國家的主食是白米飯，但經研究發現，經常吃白米飯可能會增加第二型糖尿病的罹患風險。研究者調查四個不同研究資料，兩個來自亞洲國家（中國與日本），另兩個則是西方國家（美國與澳洲），發現吃越多白米的人，發展成第二型糖尿病的風險越高，而且不只白米飯，其他白色的澱粉食物，如白麵包、白義大利麵、馬鈴薯也有相同影響[80]。正因如此，一旦罹患糖尿病，營養師大多建議不宜再將米飯作為主食；但「不

能吃飯」對許多台灣人來說，可是件痛苦的事，這時不妨效法日本人餐餐有納豆的作法，就可以降低米飯引起的血糖升高及胰島素升高[81]。

效果⑧防癌：含豐富異黃酮，能抗氧化預防癌症

納豆含有豐富異黃酮，而異黃酮是一種防止細胞氧化的抗氧化物質，具有預防癌症效果。此外，納豆菌經動物實驗證實具有抑制癌細胞的生長功效，日本金澤大學藥學院的龜田教授將 Ehrlich 肉瘤移植到鼠隻的皮下，二到三天後，比較注入納豆菌的右足和沒有注入納豆菌的左足個別的癌細胞生長情況，結果證實納豆菌能有效抑制癌細胞的生長。

如何善用納豆的天然保健力？

納豆不僅是深受日本人喜愛的養生食物，而且自從「納豆激酶」的神奇功效被發現後，更讓納豆成為保健食品界的明星，五花八門的納豆菌食品，讓人看得眼花撩亂；到底哪一種納豆最有效？吃納豆要注意什麼呢？

重點①鮮食！先分清楚寺納豆、絲引納豆

納豆之所以能夠溶解血栓，主要是因為含有納豆激酶，而納豆激酶存在於納豆發酵後的黏絲裡，因此直接吃納豆就有保健效果。要注意的是，納豆分為兩類，一為「寺納豆」，又稱為「鹽辛納豆」或「唐納豆」，這種納豆是大豆麴經鹽水浸漬然後經發酵、熟成所製成，不具黏絲物，但具有鹽味，比較像是有豆味的味噌；二才是我們所熟悉、具有特殊氣味及豐富黏性物質的「絲引納豆」，以稻草包裹大豆發酵而成。雖然兩者都是日本傳統發酵大豆食品，但製造方法不同，營養價值也有差異。換句話說，如果想獲取的是納豆激酶、納豆菌成分的保健效果，就必須吃「絲引納豆」才有效果。

納豆雖然是很健康的食物，但是鮮食保存不易，如果溫度控制不良，很容易變質，一般室溫下只能保存二天，冷藏則大約一星期；此外，納豆激酶是種蛋白質，不耐高溫，建議最好以涼拌的方式料理。受不了納豆味道的人，建議可以搭配洋蔥、蔥末等辛香味較重的食材來壓住味道，或是把納豆放在咖哩飯中，只要避開長時間煮、炒，納豆的效果就不會被破壞。

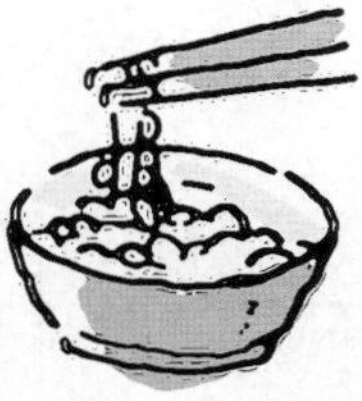

納豆的機能性成分一覽表

成分	機能性
維生素 B_1	防止腳氣病、麻痺、肌肉筋骨疼痛，以及心臟肥大、食慾不振與神經症狀。
維生素 B_2	促進生長、活化反應；近年臨床試驗顯示，納豆中的維生素 B_2 能使血糖下降，改善糖尿病患者症狀。
維生素 B_6	與人體內胺基酸代謝及生長有關，能預防皮膚病。
菸鹼酸	一種輔酶，能促進血液循環，降低血液中的膽固醇，對神經系統正常活動有幫助，尤其昏眩、頭痛、失眠、神經炎、巴金森氏症等，均有改善效果。
維生素 E	主要參與細胞膜之抗氧化作用，與生殖有關，缺乏時會引起肌肉退化症、腦部軟化症、腦內血管及神經受損，使代謝作用變旺盛。
維生素 K	可幫助提升骨質密度、預防骨質疏鬆，同時會促進血液凝固。不過由於納豆中含有多量納豆激酶，所以不會促成血栓生成。
皂角苷	皂角苷（Saponin）可清除血管中的髒東西，如膽固醇。也能促使大腸蠕動，預防便祕及大腸癌。
納豆激酶	可預防並溶解血栓，同時還具有抗菌、抗氧化、預防骨質疏鬆等多種作用。
天門冬醯胺及麩醯胺酸	天門冬醯胺（Asparagines）及麩醯胺酸（Glutamine）能活化腦部功能，對防止老人癡呆症有很大幫助。
亞麻油酸及亞麻仁油酸	亞麻油酸（Linoleic acid）及亞麻仁油酸（Linolenic acid）均屬必需脂肪酸，能減少體內膽固醇，提供合成 DHA 及 EPA 的原料。
異黃酮	異黃酮（Isoflavone）是一種抗氧化物，能去除體內自由基，防止血管老化，並且預防女性乳癌及男性攝護腺癌的發生；此外，納豆中的異黃酮，與納豆發酵過程中納豆菌所分泌的干擾素（Interferon，一種抗癌藥物主成分）及硒共同協同作用下，可達到抗癌效果。

納豆的機能性成分一覽表（續）

成分	機能性
卵磷脂	防止膽固醇附著在血管壁，預防高血壓的發生。
血管收縮素轉換酵素抑制劑（ACEIs）	防止血壓上升。
γ－PGA	可增強維生素和多種礦物質的吸收，具保濕作用，可以當作美容美膚的保溼劑。
SOD	可抗氧化、清除自由基。

資料來源：
1. 江晃榮（2005）：納豆激酶，世茂出版公司，台北
2. 須見（1997）：納豆はン水ほど効くダけミ7せぅーズ出版，東京。

重點②認識JNKA：納豆激酶專屬認證

由於鮮食納豆的納豆激酶含量並不高，每天約需五十至一百克納豆才符合每日的激酶需求量，對消費者而言是極大挑戰，加上市售納豆所含有納豆激酶的活性數值參差不齊，同樣盒裝五十公克的納豆，納豆激酶含量從一千四百至兩千活性單位不等。為了確定保健功效，製成膠囊的納豆保健食品，也是不錯的選擇。

要注意的是，近幾年市面上開始出現實際上並未含有納豆激酶的「空殼」產品，為此日本納豆激酶協會建議，可藉由三十個氨基酸所組成的氧化胰島素B鏈，與酵素產生作用來分解檢體，再利用HPLC分析方法來測定結果。因為分解樣式會依據所使用的酵素而不同，所以一眼便能

判別出納豆激酶當中是否混雜其他酵素。當然，這樣的檢測不是一般消費者可以做的，因此納豆激酶協會也針對通過檢測的產品推出ＪＮＫＡ認證標章，選購時不妨做為參考。

重點③每天吃100公克才有保健效果

納豆要吃多少才有效？根據日本健康營養食品協會與日本納豆激酶協會的建議，每天必須食用納豆激酶兩千活性單位以上（約一百公克鮮食納豆）才有效果；至於服用時間，則建議在三餐飯後服用。此外，納豆激酶在正常使用下是安全無虞的，但由於納豆激酶有抗凝血特性，同時又沒有足夠的安全數據，因此建議孕婦不宜服用。

76 Angiology. 54（5）:531-9, 2003 Sep-Oct.; American Journal of Health-System Pharmacy. 63（12）:1121-3, 2006 Jun 15.

77 Hypertension Research - Clinical & Experimental. 31（8）:1583-8, 2008 Aug

78 The Society of Analytical Bio-Science,Japan Vol.25,No.4 July 2002

79 Combined nattokinase with red yeast rice but not nattokinase alone has potent effects on blood lipids in human subjects with hyperlipidemia.

80 Hu, E.A. British Medical Journal, 2012, study received ahead of print ; Neal B. British Medical Journal, 2012, study received ahead of print.

81 Asia Pacific Journal of Clinical Nutrition. 17（4）:663-8, 2008.

Top9

益生菌

★適合有這些煩惱的人

- ☑脹氣、腹瀉、便祕等腸胃道問題
- ☑體重超標或想減肥
- ☑有異位性皮膚炎或過敏性鼻炎
- ☑反覆泌尿道&陰道感染
- ☑經常感冒
- ☑血脂（膽固醇）過高

益生菌的6大健康絕活！

益生菌，顧名思義就是對人體有好處的細菌，從小時候的養樂多，到現在琳琅滿目的優格、優酪乳產品紛紛上市，相信大家對益生菌產品應該都很熟悉。尤其近年來各種益生菌的發現與效果證實，更讓益生菌成為保健產品市場的熱門產品，全球益生菌市場年銷售高達兩百億美元（約台幣六千億）。然而，益生菌雖然是好東西，真要說起確實的功效，恐怕又有點不確定，到底益生菌有哪些功效已通過嚴格研究考驗呢？

維護腸道秩序的保衛兵

效果①治療腹瀉、便祕，維護腸道健康

益生菌最廣為人熟知的功效就是腸道保健，而它也的確具有維護腸道健康的效果。人體中有超過兩千種以上細菌，絕大多數存在胃腸道中，總數估計有上百兆隻；一般人認為細菌上身會致病，不過在腸道卻是例外，因為腸道菌屬於「互利型」的共生菌，不僅可以和人類細胞和平共存，還具有幫助養分吸收、提升免疫、促進脂肪代謝等功能，重要性儼然就像「一個器官」。

換句話說，腸道菌其實是人體不可或缺的；問題是，腸道的菌叢生態非常複雜，其中只有一百多種屬於已知的細菌，大部分細菌在腸道中的作用仍不清楚，唯一可以確定的是，腸道之所以存在這麼多細菌卻不會致病，是因為這些菌會維持一種穩定平衡，而當這種平衡被破壞，就會產生健康問題。

那麼，哪些因素會影響腸道菌叢的平衡呢？目前已知包括：

①**農作物與養殖動物大量的使用抗生素**：抗生素常常殺死益菌，造成菌相失調。

②**生飲自來水或煮沸不到五分鐘**：水中的氯化物殺死益生菌。

③**大量的精緻糖出現在食物中**：精緻糖比較容易造成壞菌繁殖。
④**便祕**：容易造成壞菌大量滋生。
⑤**老化**：老人的腸胃中壞菌比年輕人多。
⑥**酒**：酒精容易殺死益生菌。
⑦**腸胃感染**：代表壞菌大量滋生，即使症狀緩解後還是容易遺留大量壞菌。

菌相一旦失衡，輕則引起脹氣、便祕、腹瀉等腸胃問題，嚴重甚至會導致發炎、過敏、癌症等多種疾病，所以俗話說：「若要長青，腸要常清！」就是指維持腸道菌叢平衡的重要性。

有些人或許覺得奇怪：「維持平衡？不是好菌越多越好、壞菌越少越好嗎？為什麼不設法殺掉壞菌呢？」理論上的確如此。可惜的是，目前醫學對腸道菌的認識有限，對大多數菌種在腸道所扮演的角色並不清楚，萬一「錯殺」反而更加危險；不過在已知的菌種中，有些菌的確是可以透過外在補充進入腸道，進而調節平衡腸道的細菌生態，這些就是所謂的「益生菌」。簡單的說，益生菌就像是維護腸道秩序的保衛兵，有了它們進駐腸道，就不必擔心壞菌作怪，就算本來有暴動，它們也一樣有「鎮暴」能力。

益生菌已被證實可改善便祕、腹瀉、病毒性腸胃炎等各種腸道不適。不過，由於益生菌種類眾多，而且每種菌的功能不同，所以想要確定保健功效，還得先了解不同益生菌的效果才行，臨床研究證實改善的腸道狀況與使用菌種請見一五一頁表，益生菌種類介紹請見一五九頁表。

效果②減肥：腸道好菌少，喝水都會胖！

肥胖除了和飲食、基因有關外，也和個人腸胃道內的「菌種」有關。動物研究發現，肥胖鼠的腸道中有較多致胖的「厚壁菌」，可能會促進脂肪分解，使脂肪容易被腸道吸收，並增加對醣類、脂肪酸的吸收能力而導致肥胖。如果將這些胖老鼠體內菌種移給原本吃不胖的瘦老鼠，小瘦鼠的體重立即就會增加；同時，胖老鼠在食用乳酸菌六週後，體重可下降達三成五。

人體研究也有類似的結果。研究發現，透過糞便移植，若將瘦子的大便經由肛管移植到胖子的大腸，使瘦子的腸道菌種進入肥胖者的體內，肥胖者的體重將有顯著降低；另一項針對八十七位ＢＭＩ介於二十四‧二至三十七的成人所進行的研究則發現，每天服用益生菌，十二週後體重、ＢＭＩ、腰圍也有顯著降低。

由此可見，適當補充益生菌、維護腸道平衡，不僅有益健康，還可以預防肥胖。要特別提醒的是，想要維護腸道健康，除了補充益生菌，同時更要少吃加工食物。二〇一五年英國最新研究發現，加工食物會大量殺死讓人保持苗條的腸道益菌，只要連吃十天漢堡、雞塊、薯條和可樂等速食，腸道菌種就會減少一千三百種，銳減數量逾三分之一，而腸道內數百萬種細菌中，多數是能幫助消化、控制熱量吸收，並且提供重要酵素和維生素的菌種，一旦銳減、失衡，恐怕會導致肥胖症、糖尿病，甚至有致癌危機。

效果③改善過敏問題

異位性皮膚炎、過敏性鼻炎都有效

過敏體質的人，總是必須跟惱人的症狀纏鬥一輩子。鼻子過敏的，時常鼻塞、打噴嚏，異位性皮膚炎的，常常吃這也癢、吃那也癢；過敏性腸炎的，常得忍受腹脹、腹瀉的痛苦；有氣喘的，則得小心一發病就喘不過氣；過去，過敏問題只能用藥物控制症狀，不過近幾年來免疫學界發現，服用益生菌可以調節過敏患者的免疫系統，對過敏疾病的防治有很大幫助。

首先在異位性皮膚炎的防治上，早於二〇〇一年著名醫學期刊《刺絡針 Lancet》研究就指出，有異位性皮膚炎家族史的孕婦，從生產前二到四週開始口服乳酸菌，持

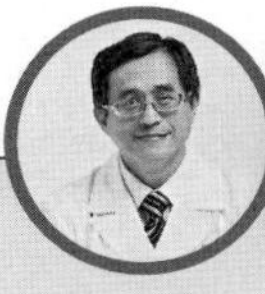

你一定要知道！

糞便移植腸道菌，最快最有效！

提到糞便移植，很多人可能會感到不可思議，事實上糞便移植是移植腸道菌種最快、最有效的治療方法。

全球第一個進行糞便移植的，是一位 79 歲的布朗寧（Marion Browning）女士，當年她以抗生素治療憩室炎（發生於結腸壁小囊中的感染），不久後開始腹瀉，因為抗生素也殺死小腸中的好菌，產生致病的困難腸梭菌（Clostridium difficile）。慢性腹瀉持續了一整年，連醫師都束手無策，甚至還越演越烈，使腸道內襯受到嚴重侵蝕。於是在醫師建議下，布朗寧前往布朗大學醫學院，請求臨床教授凱利（Colleen Kelly）協助，而凱利教授正是「糞菌移植」研究者；凱利請布朗寧找一位健康的捐贈者，她 49 歲的兒子，讓她兒子吃下強力瀉藥以收集糞便，然後再將糞便稀釋後，用結腸鏡將稀釋溶液注入布朗寧的大腸中，結果布朗寧的腹瀉在 2 天內就消失，而且再也沒有發作過。

當然成功的病例不會只有布朗寧，後來又有十多名美國、歐洲和澳洲的醫生進行相關研究，至少有 300 名因困難腸梭菌而嚴重腹瀉的病人進行了糞便移植，結果和布朗寧一樣完全康復的患者超過 90%，這樣的復原比例在醫界幾乎是前所未聞的，由此可見糞便移植的神奇療效。

亞洲 5 國 10 城腸道細菌數量排行

數量排名	好菌	壞菌	
	比菲德氏菌	梭狀桿菌	腸桿菌
1	東京	峇里島	東京
2	蘭州	孔敬	福岡
3	福岡	曼谷	彼此差不多
4	**台中**	北京	
5	**台北**	蘭州	
6	北京	**台中**	
7	日惹	日惹	
8	孔敬	**台北**	
9	峇里島	福岡	
10	曼谷	東京	日惹

資料來源：亞洲孔酸菌學會聯盟

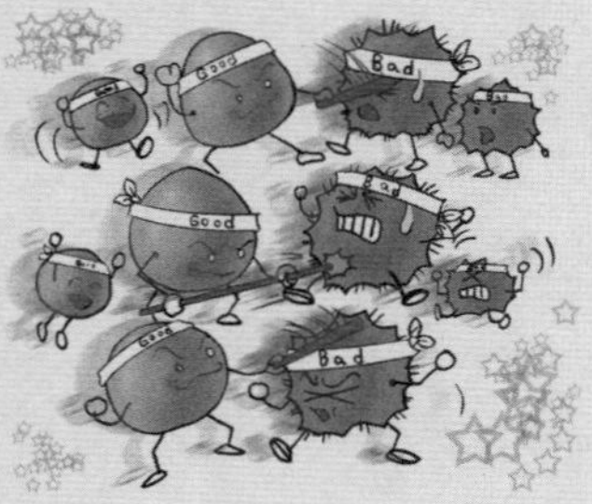

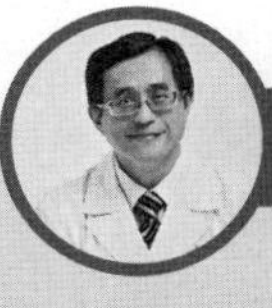

你一定要知道！

台灣人腸道壞菌數量是日本人的30倍！益生菌最好多多補充

2014 年亞洲乳酸菌學會聯盟舉辦了一項跨國研究，收集 2010 年到 2011 年包括台灣、日本、中國、泰國與印尼 5 國 10 城市的兒童（8 ～ 10 歲）樣本，結果發現台灣兒童腸道裡好菌（比菲德氏菌）只有日本兒童的五分之一，而壞菌的腸桿菌（Enterobacteriaceae）為日本人的 30 倍，至於最壞的梭狀桿菌（C. Perfringens）也多達 15 倍！

值得注意的是，比菲德氏菌自我們出生開始就存在，但會隨年齡增長慢慢減少，是腸道好菌指標；台灣兒童的好菌量已經偏少，成人的狀況可想而知。

至於不好的梭狀桿菌對比數量最少的東京，更差了 10 倍以上，推測可能跟食物品種及外食多寡有關。因為日本學校認真辦營養午餐，學童外食的情形少，同理類推，台灣成人的外食比例更高，腸道生態實在堪慮。我認為，台灣人無論老小都應適度補充益生菌，讓腸道的保衛兵來幫你維護腸道秩序。

可以改善的腸道狀況

治療項目	使用菌種	使用結果
抗生素腹瀉（**AAD**）	乳酸桿菌（L. GG）**或**酵母益生菌（Saccharomyces boulardii）**或**凱氏乳桿菌（C 菌 L. casei）＋保加利亞乳桿菌（Lactobacillus bulgaricus）＋嗜熱鏈球菌（S 菌，Streptococcus thermophiles）	廣效性抗生素會引起腸內菌叢失衡，進而導致患者腹瀉；多項研究顯示，在服用抗生素進行治療時，若同步補充益生菌，並於完成抗生素療程後持續服用益生菌 2 週，結果發現，益生菌可以顯著降低抗生素腹瀉的發生率[89]。 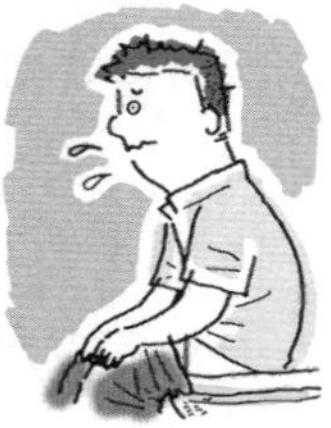
	酵母益生菌（Saccharomyces boulardii）	對服用抗生素後已出現腹瀉狀況的患者，只有服用酵母益生菌可改善腹瀉狀況[90]。
	乳酸桿菌（L. GG）	202 名 6 個月大到 10 歲的兒童，因為中耳炎或咽喉炎使用盤尼西林（Amox）等抗生素 10 天，過程中同時給予乳酸桿菌 L. GG（12 公斤以下兒童每天服用 100 億 CFU，12 公斤以上每天服用 200 億 CFU）與安慰劑，結果因抗生素引起腹瀉的比例，安慰劑組 25%，乳酸桿菌組只有 8%，而腹瀉天數安慰劑組為 5.9 天，乳酸桿菌組為 4.7 天[91]。
感染性腹瀉	多種益生菌的中繼研究	中繼分析 9 個研究，分別使用不同益生菌，顯示有感染性腹瀉的人，在服用益生菌後，腹瀉次數平均少了 1.6 次，且服用劑量越高，效果越好[92]；另有兩項中繼分析也顯示有益[93]。

臨床研究證實使用益生菌

治療項目	使用菌種	使用結果
腸躁症	芽孢乳酸菌	44 位患者在補充芽孢乳酸菌 8 週後，腸躁症的症狀獲得有效改善[82]。
	比菲德氏菌（B. infantis）	患者服用後，脹氣症狀改善了，但腹瀉次數沒有減少[83]。
	雙歧桿菌＋乳桿菌＋鏈球菌等 8 種混合的益生菌	腸躁症的症狀有明顯減輕[84]。
便祕	腸球菌＋芽孢乳酸菌＋乳果糖	216 名深受便祕困擾者，在分別服用益生菌與安慰劑後，服用益生菌的人，便祕狀況有效改善[85]。
腹瀉	羅伊氏乳桿菌（R 菌，L. reuteri）	181 名工人以隨機雙盲方式分別服用羅伊氏乳桿菌與安慰劑 80 天，過程中出現腹瀉狀況的人，安慰劑組有 26.4%，乳桿菌組只有 10.6%，顯示服用乳桿菌可預防成人腹瀉[86]。
	腸球菌 SF 68	211 名患有急性腹瀉成年人，分別服用腸球菌與安慰劑，結果腸球菌組在第 2 天的腹瀉狀況便降至 61%，但安慰劑組的腹瀉狀況仍有 96%；第 3 天仍腹瀉的人數，腸球菌已降至 8%，而安慰劑組仍有 66%，顯示腸球菌可有效平衡腸道生態，縮短腹瀉時間[87]。
	乳酸桿菌（L. GG）＋雙歧杆菌（B. bifidum）	138 位腹瀉患者隨機分配，一組服用乳酸桿菌加雙歧桿菌，另一組服用安慰劑，72 小時後檢驗糞便的病菌量，益生菌組降至 46% 且腹瀉狀況減緩，但安慰劑組仍高達 78%[88]。

臨床研究證實使用益生菌可以改善的腸道狀況（續）

治療項目	使用菌種	使用結果
旅行者腹瀉	乳酸桿菌（L. GG）	雙盲安慰劑控制研究追蹤 820 名到南土耳其的旅行者，顯示每天服用乳酸桿菌（L. GG），可以有效預防旅行者腹瀉。
癌症治療引起的腹瀉	乳酸桿菌（L. GG）	癌症患者在進行放射線療法時常會腹瀉，而多項研究顯示，服用乳酸桿菌（L. GG）可以改善化療引起的腹瀉[94]，不過凱氏乳桿菌（C 菌 L. casei）並不具同樣的效果。
輪狀病毒	乳酸桿菌（L. GG） 羅伊氏乳桿菌（R 菌） 大腸桿菌 雙歧杆菌 嗜熱鏈球菌（S 菌） 凱氏乳桿菌（C 菌） 酵母益生菌	研究發現，0 到 3 歲感染輪狀病毒的寶寶，服用乳酸桿菌（L. GG）與羅伊氏乳桿菌（R 菌，L. reuteri），可以降低腹瀉次數並加快復原；另有 13 個隨機對照研究顯示，大腸桿菌（Escherichia coli Nissle 1917）、雙歧杆菌（B. bifidum）、嗜熱鏈球菌（S 菌，Streptococcus thermophiles）、凱氏乳桿菌（C 菌 L. casei）、酵母益生菌（Saccharomyces boulardii）及羅伊氏乳桿菌等菌種，都可以明顯降低感染性腹瀉。
幽門桿菌	嗜酸乳桿菌（Lactobacillus acidophilus）＋雷特氏比菲德氏菌（Bifidobacterium lactis）	服用 AB 優酪乳加上益生菌，4 週後幽門桿菌的菌落量有顯著減少。

續服用到寶寶六個月，追蹤兩年後顯示，寶寶溼疹（異位性皮膚炎）的比率從四六％減少到二三％；持續追蹤更發現，這些孩子在四歲時氣喘及過敏性鼻炎的發生率也明顯下降[95]。

此外，服用益生菌對過敏性鼻炎的防治也有效果。二〇〇五年研究發現，四十九名過敏性鼻炎患者在隨機服用嗜酸乳桿菌 L-92 後，服用者鼻黏膜腫脹、眼睛癢等症狀有明顯改善[96]；二〇〇七年《兒科研究 Pediatr Res》一項針對一百八十七名、二至五歲罹患過敏性鼻炎或過敏性哮喘的兒童所進行的研究也顯示，服用益生菌的孩童，在為期一年的學習期間，不僅腹瀉的比率較低，而且鼻炎或哮喘的發作率和嚴重度，皆明顯低於服用安慰劑的孩童[97]。

效果④防治泌尿道＆陰道感染

女性私密的貼身保鑣

事實上，益生菌不僅能平衡腸道的菌叢生態，對同樣有共生菌存在的其他黏膜上皮器官（如口腔、呼吸道、泌尿道、陰道）的菌叢生態也有效果。不過要注意的是，並不是所有益生菌都有效果，目前世界上擁有最多臨床驗證的女性專用益生菌株，應是 Lactobacillus rhamnosus GR-1 和 Lactobacillus reuteri RC-14，這兩株益生菌是由加拿大的兩位科學家Gregor Reid（微生物學博士）和Andrew Bruce（泌尿科醫師）共同研發，從菌種篩選、安全性測試（動物試驗與人體試驗）、功效性測試（人體試驗）到相關基礎研究，目前已經累積超過三十個臨床人體試驗，並且發表了超過三百篇的國際醫學期刊，證實可以恢復及維持女性陰道菌叢健康，改善反覆發生型泌尿生殖道感染，並提升抗生素治療成效[98]。

效果⑤預防感冒、提升免疫力：嬰兒、老人都有效

同樣的，益生菌對預防呼吸道感染也有幫助。一項針對五百七十一名芬蘭兒童進行七個月追蹤的研究發現，乳酸桿菌（L.GG）可以改善呼吸道感染的次數與嚴重度；一項十二週雙盲安慰劑控制研究評估二十五位健康的老年人，也發現雷特氏B菌（B.lactis）有同樣效果；另一項針對新生兒的研究則顯示，每天吃益生菌（L. rhamnosus GG and B. lactis Bb-12）的嬰兒，可以有效降低急性中耳炎和一歲前反覆發生的呼吸道感染。

效果⑥降低膽固醇：吸附膽固醇＋抑制膽固醇生成

除了平衡體內菌叢生態、提升免疫力，益生菌還會吸附腸內的膽固醇，同時降低參與膽固醇合成之酵素（HMG-CoA 還原酶）活性，因此具有降低膽固醇的作用。

美國肯塔基州大學醫學研究中心的代謝研究小組進行了兩項相關研究：通過每日攝入不同的益生菌酸奶，然後測試服用者的血脂變化。第一項研究是針對含有益生菌（嗜酸乳杆菌）的酸奶，結果顯示，服用者血清中的膽固醇濃度降低了二・四%。在第二項研究中使用了另一種嗜酸乳杆菌株，結果顯示，服用者血清中的膽固醇濃度降低了三・二%；一項雙盲安慰劑控制研究則顯示，服用益生菌（S. thermophilus and Enterococcus faecium）可以降低八%壞膽固醇 LDL。

如何善用益生菌的天然保健力？

益生菌的確是好東西，大家對它也不陌生，但實際到藥房一看，A菌、B菌、乳酸菌、龍根菌等琳瑯滿目的菌種，恐怕會把你搞得眼花撩亂；天天喝「多多」？又怕益菌沒補多少，反而補了一堆糖與熱量！到底益生菌該怎麼買？怎麼吃呢？掌握三大重點，你就能輕鬆掌握益生菌的天然保健力。

有助益生菌生長的食物

膳食纖維	各種全穀類（如：蕎麥、燕麥、糙米、薏仁、小麥胚芽）、馬鈴薯、芋頭、栗子、杏仁、花生、蒟蒻、海帶、洋菜、橘子、香菇、杏鮑菇、山粉圓
寡糖	番薯、洋蔥、花椰菜、牛蒡、香蕉、蜂蜜、海苔、海帶

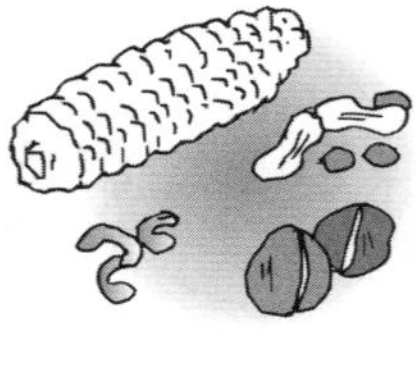

重點①好菌不等於益生菌，購買前請先弄清楚有效「菌種」

想補充益生菌，無論是食物型態的發酵乳，還是方便服用的保健食品都可以，最重要的是先搞清楚，手上產品到底含什麼菌。所謂益生菌，必須經過雙盲臨床人體試驗，證實能夠耐受消化液、定殖人體腸道、對抗壞菌而且很安全才行。以大家熟悉的發酵乳為例，事實上並非所有乳酸菌都是益生菌；另一個問題是，即使是益生菌，但每種菌的功能不同，如果要針對某些特定效果，你還得吃對菌種才行。

那麼，益生菌到底有那些呢？真正來說，益生菌種類雖多，加上名稱大多冗長，許多產品又常以簡稱代之，才會讓人眼花撩亂；其實，目前常見的益生菌大略可分為乳桿菌（Lactobacillus）、雙歧桿菌（Bifidobacterium）與鏈球菌（Streptococcus）三大類（見一五九頁表），我們常看到的A

菌、C菌為乳桿菌，龍根菌、比菲德氏菌則為雙歧桿菌，選購前請務必先了解各菌株的特性，才能獲取最佳的保健效果。

重點②幫益生菌準備糧食（益菌生），提升戰鬥力！

維護腸道生態平衡，我們除了派保衛兵（益生菌）進駐外，若想要兵強將盛，當然還得幫士兵準備糧餉補給才行，而「益菌生」就是腸道內益菌士兵們的糧食。

益菌生（Prebiotics），又稱益生素、益生元，主要為膳食纖維（Dietary fiber）、寡糖等醣類物質，能夠被有益菌利用並促進生長，進而產生協同作用，使益生菌的戰力大增。一般來說，益菌生從日常飲食就可獲得（見右頁表），因為食物中膳食纖維和寡糖的來源並不少；不過，由於現代人的生活與飲食講究精緻和美食，再加上生活步調快速緊張，才會導致攝取不足，也因此有些益生菌產品會添加菊糖、果寡糖、木寡糖、難消化性麥芽糊精，這些都是益生菌愛吃的食物，目的就是提供益生菌糧食補給，延長益生菌的活性、提升戰鬥力！

有些人可能會想：「就算沒有糧食（益菌生），但持續不斷引進新兵（益生菌），這樣效果不夠嗎？」坦白說，有時候的確不夠。因為透過外在補充進入腸道的益菌就像

分類	菌種名稱	功能
		【功效】 ★改善多種過敏症狀，如過敏性鼻炎、過敏性結膜炎、氣喘、過敏性蕁麻疹、異位性皮膚炎、過敏性肺炎、過敏性偏頭痛。 ★改善腸躁症。 ★改善乳糖不耐症。 ★減少壞菌滋生（如：幽門桿菌）。 ★強化免疫系統，對外來病毒的感染產生抑制作用。
乳桿菌 （Lactobacillus）	保加利亞 乳桿菌 （L. delbrueckii subsp. Bulgaricus）	德式乳酸桿菌的一個亞種，被廣泛應用在優格、奶油、乳酪的製作過程中。 **【功效】** ★維持微生態平衡和腸管機能功能。 ★提高營養利用率、促進營養吸收。 ★降低膽固醇。
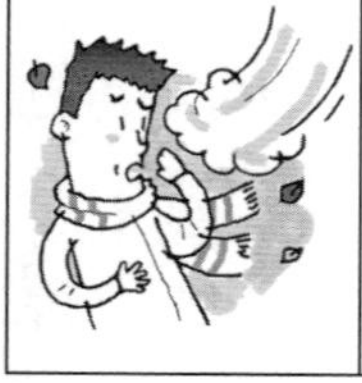	洛德乳桿菌 （Lactobacillus reuteri） 簡稱 **R 菌**	少數在成人與嬰兒體內皆可發現到的乳酸菌。 **【功效】** ★能降低過敏性濕疹或是上呼吸道過敏症狀的發生。 ★改善嬰兒脹氣症狀。 ★降低膽固醇。 ★調節免疫系統。 ★降低由鏈球菌所引起的蛀牙現象。

各種益生菌種類介紹

<table>
<tr><th>分類</th><th>菌種名稱</th><th>功能</th></tr>
<tr><td rowspan="3">**乳桿菌**
（Lactobacillus）
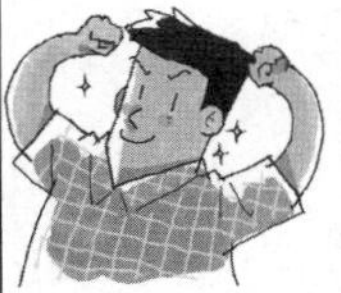</td><td>嗜酸乳桿菌
（Lactobacillus acidophilus）
簡稱 **A 菌**</td><td>主要定居在小腸，是小腸內數量最多的細菌，但在陰道壁、子宮頸和尿道也都有它的蹤跡。
【功效】
★釋放天然抗生素，能殺死某些壞菌，使陰道菌群平衡。
★降低膽固醇濃度。
★能有效對抗幽門桿菌、沙門桿菌。
★增強免疫力。</td></tr>
<tr><td>凱氏乳桿菌
（Lactobacillus casei）
簡稱 **C 菌**</td><td>耐酸，是腸道定殖能力最強的乳酸菌，可在腸道內存活 15 天以上。
【功效】
★可耐胃酸和膽鹽，具有高度腸道附著力，能幫助消化，保持腸胃道健康，是腸胃道保健廣泛使用的有效菌種。
★幫助排除體內毒素，並使排便順暢，治療急性腹瀉。
★提升身體免疫力，降低發生過敏的機率。</td></tr>
<tr><td>副凱氏乳桿菌
（Lactobacillus paracasei）
簡稱 **LP 菌**</td><td>台灣許清祥博士從健康嬰兒腸道中篩選出來的益生菌菌種，並在 2004 年成功研發出適合東方人服用的第一株抗過敏益生菌（LP33），後又篩選出「Lactobacillus Paracasei BRAP-01」菌株，並在 2011 年取得專利認證。</td></tr>
</table>

分類	菌種名稱	功能
雙歧桿菌 （Bifidobacterium）	比菲德氏菌 （Bifidobacterium bifidum） **簡稱 B 菌** 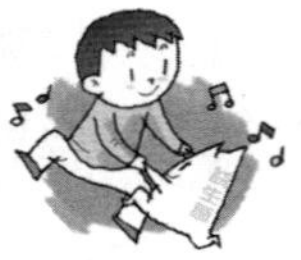	為年輕腸道最優勢的有益菌，是出生第 2 ～ 3 天就會自然出現的原生菌，可減少及抑制大腸菌等其他腐敗菌的滋生，但會隨著年齡而逐漸減少；此外，在嬰兒腸道中的菌株，另稱為「嬰兒型比菲德氏菌（Bifidobacterium infantis）」，可減緩人體免疫系統過度反應所導致的發炎性傷害。 **【功效】** ★幫助人體合成維他命 B 群、葉酸並促進營養吸收。 ★保持腸道酸性的環境，有效減少有害菌（如：大腸桿菌）的繁殖，調節腸道生理機能，減少便祕、避免腹瀉。 ★促進牛乳蛋白的消化吸收，改善乳糖不耐症。 ★增強免疫力。 ★降低膽固醇。 ★減少抗生素的危害。
鏈球菌 （Streptococcus thermophilus）	嗜熱鏈球菌 （Streptococcus thermophilus）	嗜熱鏈球菌被認為是「公認安全性（GRAS）」成分，廣泛用於生產一些發酵乳製品，包括優酪乳和乳酪。 **【功效】** ★改善腸道環境。 ★幫助對乳糖的消化。 ★縮短優酪乳的黏稠度與凝乳時間。

各種益生菌種類介紹（續）

分類	菌種名稱	功能
乳桿菌 （Lactobacillus）	雷曼氏乳桿菌 （Lactobacillus rhamnosus） **LGG 菌** （Lactobacillus rhamnosus GG） 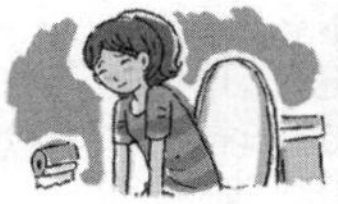	為高耐胃酸與高耐膽鹽的腸道長駐型益生菌種，主要存在於大腸中。目前世界上研究最多的益生菌 LGG 菌，就是雷曼氏乳桿菌的一種，為首批被證實能夠在人體腸道存活並定殖的益生菌之一。 **【功效】** ★減少過敏的發生：孕婦於懷孕或哺乳時補充，可預防嬰兒過敏性皮膚炎的發生。 ★促進有益菌的生長，平衡和改善腸道生態、增強腸道黏膜屏障，有助於預防和治療腹瀉。 ★增強人體自然免疫力，減少受感染的機率（如：呼吸道感染）。 ★抑制陰道和尿道的致病菌。
雙歧桿菌 （Bifidobacterium）	龍根菌 （Bifidobacterium longum）	人體的原生菌種，定殖於大腸部位。 **【功效】** ★調節細胞免疫反應，改善因為花粉引起的過敏症狀。 ★改善因抗生素及食物病原菌造成的腹瀉。 ★抑制 O-157 型大腸菌。 ★製作維生素 B 群以及產生許多有助消化的酵素。
	雷特氏 B 菌 （Bifidobacterium lactis）	為高耐胃酸與高耐膽鹽的腸道長駐型益生菌種，主要存在大腸中。 **【功效】** ★幫助消化。 ★治療便祕及腹瀉。 ★降低膽固醇。 ★增強免疫力。

外籍傭兵，無法長久駐生於腸內，所以必須時常補充，而益菌生不僅可以增加它們的戰力，還可以增加它們的耐力，延長在腸道內存活時間；簡單說，沒東西吃的益生菌，就像水土不服又餓著肚子的瘦弱傭兵，一般駐防當然可以，但恐怕難以承擔重大戰役。

何況不僅外籍傭兵（透過外在補充的益菌）需要糧食，本國士兵（腸道內原有的益菌）也需要，所以有足夠的糧食（益菌生），自然就有強健的國力（腸道甚至身體健康）；事實上，臨床上已有不少研究證實，益生菌加上益菌生具有加乘的保健效果，其中最顯著的研究就是二〇〇七年《過敏與臨床免疫學》所發表、一項針對一千兩百二十三名孕婦所做的雙盲安慰劑控制研究，結果發現若媽媽從產前二到四週開始服用益生菌（乳酸桿菌加雙歧桿菌）與益菌生，且寶寶出生後、前六個月也同樣服用益生菌（乳酸桿菌加雙歧桿菌）與益菌生，持續追蹤兩年，發現寶寶出現異位性皮膚炎的機率明顯較低，而同樣過程但只服用乳酸桿菌的寶寶，出現異位性皮膚炎的機率則與一般寶寶無異[99]。所以要維護腸道健康，除了補充益生菌，同時也要補充益菌生，才能有完整的保健效果。

重點③掌握3要訣，選購專屬你的益生菌

Tip ① 依個人需要選菌種

醫學研究目前仍無法證實哪種益生菌最好，因為益生菌的效果，會受個人體質、腸胃道環境、疾病狀況等眾多因素影響，所以在依個人需要或病症選擇菌種後，最後仍得親自嘗試，才能確定實際效果。此外，有些人以為菌種越多，保健效果越完整，所以產品所含菌種越多越好，實際上恰好相反，因為益生菌是有地域性的微生物，有些會相互排斥，反而使腸道菌叢更難達到平衡。

Tip②看儲藏方式&有效日期

大部分的益生菌相當怕高溫，常溫之下沒幾天就會死光光，所以一定要冷藏保存。但是，現在台灣有人培育出可以耐室溫一年的益生菌，當然對消費者是一個福音，因為冷藏鏈是比冷凍鏈困難的技術，主要是冷凍鏈只要維持〇℃以下，但是冷藏需維持二至八℃，這麼窄的溫度範圍，台灣的物流廠商很少能做的好。所以很多人吃益生菌無效，是因為吃到的都是死掉的益菌。

Tip③每天吃、空腹吃、跟新鮮蔬果一起吃

因為現代人飲食習慣不佳，很容易使壞菌再長回來，所以持續地補充益生菌，而且吃的量要夠（每日補充的益菌數達一百億），才能維持良好的菌叢環境；此外，食用益生菌最好保持空腹狀態，所以早上起床和睡前空腹時服用最好。

82 Volume121,issue 2, March 2009,ISSN-0032-5481.

83 Whorwell 2006.

84 Kim 2003.

85 2012 Nov 13;92（42）:2955-60. Doi.

86 Tubelius P, Environ Health. 2005 Nov 7.

87 Buydens P · Scand J Gastroenterol. 1996;31:887-891.

88 International Microbiology 2004 ; Mar 7（1） 59-62.

89 Osterlund 2007 ; Cremonini 2002; Hickson, 2007.

90 Adapted from Am J Gastroenterol. 2006; 101: 812-22.

91 Vanderhoof et al （J Pediatr 1999）.

92 Van Niel et al （Peds 2002）.

93 Szajewska et al. J Pediatr Gastroenterol Nutr, 2001; Allen et al. Cochrane Database Syst Rev, 2004.

94 Osterlund 2007.

95 Kalliomaki et al,Lancet 2001.

96 J Dairy Sci. 2005 Feb;88（2）:527-33.

97 Giovannini M, et al. Pediatr Res. 2007 Jun 25.

98 Reid, G., et al., Oral use of Lactobacillus rhamnosus GR-1 and L. fermentum RC-14 significantly alters vaginal flora: randomized, placebo-controlled trial in 64 healthy women. FEMS Immunol Med Microbiol, 2003. 35（2）: p. 131-4.

99 Journal of Allergy & Clinical Immunology. 119（1）:192-8, 2007 Jan.

Top10

薑黃

★適合有這些煩惱的人

☑關節疼痛、關節炎 ☑腎臟功能不良 ☑有蛋白尿 ☑血脂（膽固醇）過高
☑高血壓 ☑糖尿病患者的日常保健

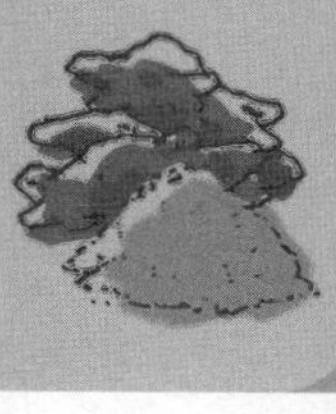

薑黃的3大健康絕活！

薑黃已被人類使用達四千多年歷史，是印度醫書《阿育吠陀》（Ayurveda）和中藥裡常見的藥材，同時也是美味的辛香料，印度咖哩的主要成分就是它。近年來，薑黃更一躍成為熱門的保健食品成分，它之所以爆紅，是因為現代醫學研究證實，薑黃具有極強的抗氧化與抗發炎兩大功能。根據美國知名期刊《J.s Am. Chem. Soc.》研究指出，天然薑黃素的抗氧化能力是生物類黃酮的二・三三倍，維生素E的一・六倍及維生素C的二・七五倍，能幫助人體對抗許多疾病，經研究發現的功效有：

效果①天然抗炎劑：有效消除炎症，防治關節炎

印度傳統醫學認為薑黃有消炎效果，所以經常使用於抑制關節疼痛以及外敷傷口，而今這個功能也的確獲得醫學研究支持。二〇〇六年動物研究發現，薑黃所含的薑黃素不僅抗發炎，還具有抗氧化和抗腫瘤效果[100]。二〇一二年《植物療法研究Phytotherapy Research》一項針對類風濕關節炎患者的隨機對照研究更證實，每天服用五百毫克薑黃，可有效減少膝部關節腫脹和炎症，改善類風濕關節炎，而且效果比類風濕關節炎治療藥物雙氯芬酸鈉更好[101]。此外，薑黃對於改善關節炎疼痛也有幫助，劍橋大學一項針對骨關節炎的研究中，就發現薑黃素與非類固醇止痛藥（NSAID）效果接近，而且沒有副作用[102]。

效果②保護腎臟：逆轉腎的天然保健成分

薑黃素是一種能保護腎臟的酸性酚類物質，研究發現它能減少尿毒素、降低蛋白尿、抑制腎小球內細胞增殖、減輕腎小管間質損害，緩解腎臟炎症，並提高腎絲球過濾分率；美國最新實驗報告甚至發現，薑黃素還可預防腎癌。此外，由於薑黃素是超強的天然抗

發炎劑，因此對於許多發炎性疾病，例如紅斑性狼瘡腎炎，也具有正向的免疫調節效果。

效果③調節三高指數：控制三高的新救星

薑黃素還有助調節血脂（膽固醇）的功效。一九九二年《印度生理學雜誌藥理學Indian J Physiol Pharmacol》研究顯示，每天服用薑黃素五百毫克，七天後可降低總血清膽固醇一一．六三％，而高密度脂蛋白膽固醇（HDL，好的膽固醇）則會增加二九％[103]。除了血脂，薑黃對血糖、血壓調節似乎也有效果，在第二型糖尿病的動物實驗發現，薑黃素可控制血糖、增加對胰島素敏感度，而人體實驗則發現，薑黃素可減少造成心血管疾病的循環氧化脂肪分子，降低糖尿病所引起的血管、皮膚病變。

如何善用薑黃的天然保健力？

薑黃素經研究證實對人體並無任何毒性，美國藥物食品管理局（FDA）亦將其列入「一般認為安全」GRAS（Generally recognized As Safe）名單中，使用並無禁忌。薑黃素普遍存在於咖哩、芥末、九層塔和生薑等食物當中，其中又以咖哩含量最高（高達六〇％至七〇％）。由於薑黃的價格並不昂貴，保存也相當簡便，所以較少有廠商造假問題。

在服用劑量上，含有薑黃素的食物，即使天天吃也不會有問題，但若要以保健食品方式補充，根據WHO建議，可以每公斤體重使用二十五至一〇〇毫克來計算，但每日每公斤體重以兩百毫克為上限，以避免攝取過多產生噁心、腹瀉等不適症狀。

100 Janet L. Funk, J Nat Prod. Mar 2006; Janet L. Funk, Arthritis & Rheumatism 2006.

101 Binu Chandran, Ajay Goel. Randomized, Pilot Study to Assess the Efficacy and Safety of Curcumin in Patients with Active Rheumatoid Arthritis, Phytotherapy Research, Volume 26, Issue 11, pages 1719–1725, March 2012.

102 Jenny Epstein, Ian R. Sanderson, Thomas T. MacDonald. Curcumin as a therapeutic agent: the evidence from in vitro, animal and human studies. British Journal of Nutrition / Volume 103 / Issue 11 / June 2010, pp 1545-1557 Cambridge University Press.

103 Indian J Physiol Pharmacol. 1992 Oct;36（4）:273-5.

Top11

裸麥花粉

★適合有這些煩惱的人

☑男性攝護腺的日常保健　☑改善男性攝護腺功能、防治攝護腺疾病

☑女性泌尿道的日常保健　☑反覆性泌尿道感染

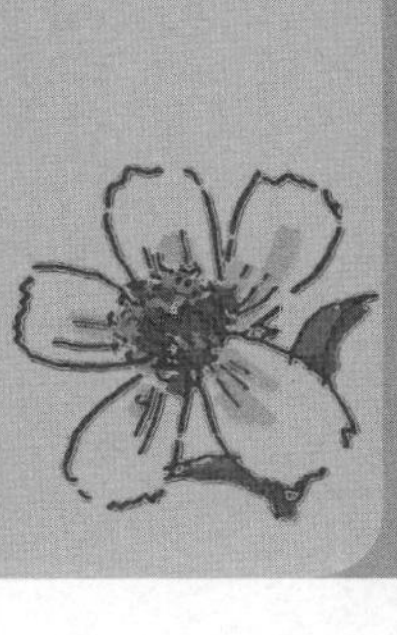

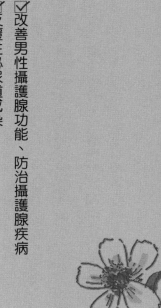

裸麥花粉的2大健康絕活！

人類對花粉的研究，可追溯至幾千年前。希臘故事裡就有女神希格拉底因吃了向日葵花粉而變得美妙絕倫的傳說，古羅馬更認為花粉是「神的食物」。我國食用花粉的歷史也不遜色，兩千多年前的《神農百草經》就已有紀錄。古人不僅把花粉當作食品，更認為它可以治病、美容，明代李時珍《本草綱目》也詳細記載花粉治心腹寒熱邪氣等醫療效果。

現在就讓我們一起來瞧瞧，這個連女神都難以抗拒的食物，到底有哪些健康絕活！

效果①改善男性攝護腺功能、防治攝護腺疾病

花粉之所以能被撓勇善戰的古羅馬人譽為「神的食物」，背後恐怕有些連羅馬戰士們都說不出口的祕密，那就是花粉對男性攝護腺功能的顯著效益。實驗研究、臨床觀察和流行病學調查均發現，裸麥花粉可有效防治男性攝護腺肥大引發的下泌尿道感染發炎（包含攝護腺、尿道、膀胱），而且還可輔助改善攝護腺功能，對攝護腺疾病有極佳的預防與治療效果。

首先在慢性攝護腺炎方面，九十名十九到九十歲（平均四十七歲）罹患非細菌感染攝護腺炎的男性，出現疼痛不適、夜尿、頻尿、排尿困難等症狀已持續至少一年以上，同時未接受任何治療，在每天三次，每次兩百五十毫克的劑量下服用裸麥花粉六個月後，不僅疼痛不適、夜尿、頻尿、排尿困難等症狀有顯著改善，且當中有二十六位病人（占三六％）的攝護腺不再腫脹，三十名病人（占四二％）攝護腺腫脹情形獲得改善，發炎指數也較治療前減少，此外尿液檢測也獲得尿液流速升高、白血球含量降低等效果。

除了改善發炎，裸麥花粉對良性攝護腺肥大的改善也有很好的效果。九十六名患有良性攝護腺腫大（ＢＰＨ）第二期及第三期的患者，以隨機對照方式分別服用裸麥花粉

與安慰劑，結果發現每天服用三次、每次五百毫克的裸麥花粉，十二週後攝護腺變小、腫脹情形獲得明顯改善，同時原有的夜尿及頻尿狀況減少，尿液最大流速也有明顯增加。

俗話說：「少年放尿放過溪，老人放尿滴到鞋。」攝護腺疾病其實是男人的長壽病，台灣八十歲以上男性的發生率逾九〇％，尤其是攝護腺肥大，勢必隨著年紀逐漸增長而愈見顯著，且所有男性都無法避免（見一七三頁圖）。要知道一旦膀胱出口堵塞，就會導致夜尿、頻尿等各種排尿障礙，嚴重時甚至會影響日常作息；且攝護腺癌也是男性好發的癌症，在西方男性癌症中排名數一數二。台灣近年統計，男性的發生率也已升至第五位，死亡率則名列第七，實在應該加強防護。

目前治療良性攝護腺肥大的方法主要為：

1. **內科**：
- 腎上腺素α-受體阻斷劑：常造成姿態性低血壓導致跌倒、頭部傷害等。
- Fineateride：抑制5α-Reductase. 5α-Reductase為一細胞內酵素，可將睪固酮代謝成更具效用之雄性素但同時會引起攝護腺肥大，長期使用會引起攝護腺癌。

2. **外科**：開刀。不保證不復發，部分會造成逆行性射精、陽痿等副作用，大部分病人年紀高，麻醉風險跟著水漲船高。

因為都不是很理想，所以裸麥花粉才有角色與地位。

提醒男性讀者們，一旦排尿出現症狀，千萬別存有鴕鳥心態，同時四十歲起就應定期進行攝護腺檢查，再效法羅馬戰士，以裸麥花粉作為日常保養，至於攝護腺已出現問題者，也建議以裸麥花粉做輔助治療。

效果②改善女性泌尿道感染、疼痛問題……3個月「解放」妳的疼痛

男性會因攝護腺肥大引發下泌尿道感染發炎，而女性雖然沒有攝護腺，但由於尿道較短，加上開口與陰道、肛門很接近，所以比男性更容易有泌尿道感染問題，且容易因反覆感染而導致慢性骨盆腔疼痛症候群。

根據統計，成年女性泌尿道感染的發生率是男性的八到十倍，且大多有反覆感染、不斷復發的問題。其實服用裸麥花粉防治泌尿道感染不只對男性有效，對女性也同樣有效，而且還能大幅改善因感染所造成的疼痛狀況。以二〇〇九年《歐洲泌尿學研究 European Urology》一項針對一百三十九名泌尿道感染而導致慢性攝護腺炎（男性）及慢性骨盆腔疼痛症候群（女性）的雙盲對照研究為例，患者每天服用三次、每次兩百五十毫克裸麥花粉十二週後，NIH-CPSI（症狀指數）評分的疼痛指數大幅下降了七〇・

男性的攝護腺變化史

攝護腺是男人特有的器官，位於膀胱底部恥骨後面、直腸前方，其大小會隨著年齡改變。男嬰的攝護腺如豌豆大小，青春期時，隨著激素的分泌，會刺激攝護腺生長，一般男性的攝護腺大小如核桃。過了40歲，攝護腺的增生會加速，40歲至50歲的攝護腺大小如乒乓球，60歲約如雞蛋、70歲如桃子。

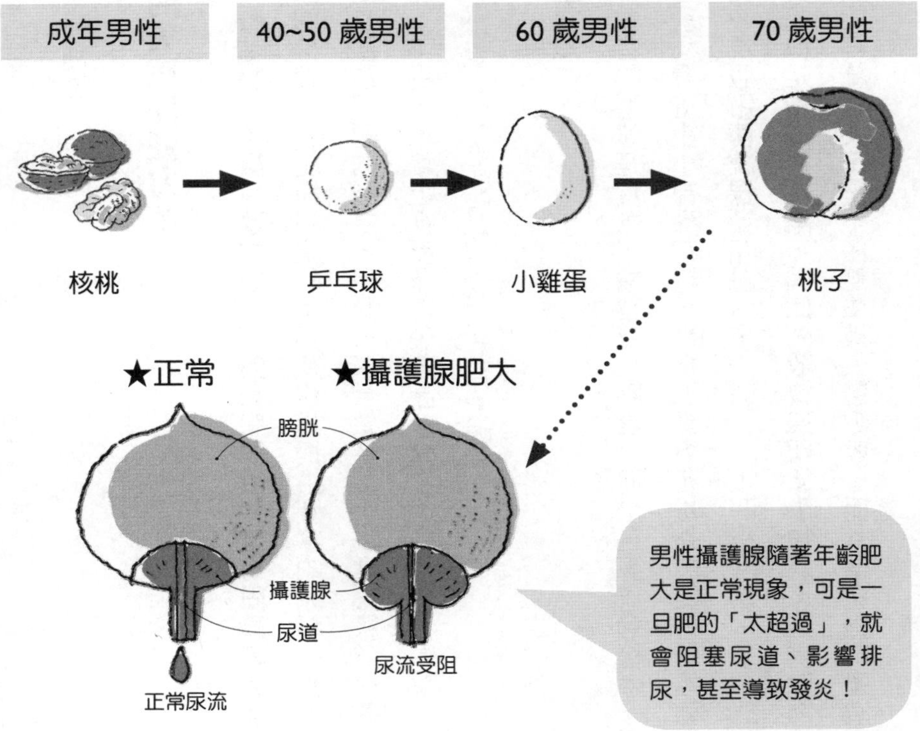

六％[104]，患者也因此恢復了生活品質。

如何善用裸麥花粉的天然保健力？

裸麥花粉含有維生素、胺基酸、核酸、礦物質、不飽和脂肪酸、植物固醇等多種營養素，能提供人體各種所需的營養，為組織細胞的生長及修護提供豐富的原料。裸麥花粉中所含的活性物質，更是泌尿道問題的剋星，因此很適合做為男女日常泌尿道保健，以及老人小孩的營養補給品；不過，市場上裸麥花粉製劑品項繁多，從片劑、顆粒、口服液到膠囊都有，哪一種的效果最好？吃的時候又該注意什麼呢？

重點①去殼裸麥花粉才有效

選購裸麥花粉，重點不在它的型態是片劑、顆粒還是膠囊，而是在製作過程中，到底有沒有「去殼」處理。可別小看這小小裸麥花粉，事實上裸麥花粉外殼能夠抵擋強酸和攝氏三百度的高溫，研究發現服用傳統裸麥花粉（未去殼）二十四小時後，只有三％會被消化；此外，傳統裸麥花粉是由蜜蜂採集，因此外殼會殘留微生物及昆蟲排泄物等過敏原，換句話說，未去殼的傳統裸麥花粉不僅無法被人體吸收，而且還會提高過敏風險。

然而，裸麥花粉顆粒非常小（約三十微米），這麼小的小顆粒要去殼，同時又要保有它的營養素與活性物質，自然並不容易；事實上，這的確是一種專利萃取技術，所以採用這種技術製作的裸麥花粉產品，說明上必然會有「TM」的專利字樣，購買時不妨仔細看看。

重點②空腹吃，並且持續3個月以上

裸麥花粉最好的食用時間是飯前十五到三十分鐘，如果要有治療效果（例如泌尿道發炎感染），每日攝取量至少七百五十毫克，建議可分二到三次食用；此外，裸麥花粉食療作用比較慢，不可能立竿見影，至少要持續吃三個月以上，才能看到效果。

花粉粒構造

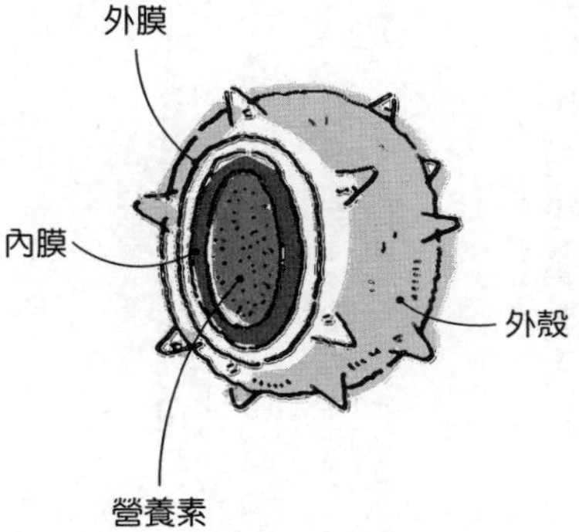

104 Pakistan Journal of Biological Sciences. 10（8）:1343-5, 2007 Apr 15

Top12

蜂膠

★適合有這些煩惱的人

☑傷口殺菌　☑上呼吸道感染　☑口腔保健、預防牙周病　☑提升免疫力

☑治療不孕　☑保護肝臟　☑抑制腫瘤細胞　☑促進傷口癒合

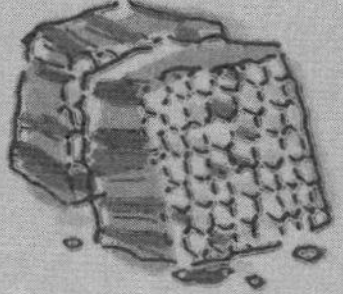

蜂膠的8大健康絕活！

人類使用蜂膠歷史非常久遠，公元前三百年，歐洲就有使用蜂膠的記載，希臘、羅馬、埃及等地用它來療傷、消炎，連木乃伊的製作都用到蜂膠，用途之廣令人稱奇。而在人們漫長的使用歷史中，蜂膠不僅扮演了抗菌、抗病毒、免疫調節甚至抗腫瘤等多種角色，市面上的蜂膠產品更是琳琅滿目，除了保健食品外，牙膏、護唇膏等生活用品也可看到它的蹤跡。到底蜂膠有什麼妙用呢？

效果①殺菌：有效殺死金黃色葡萄球菌、白色念珠菌等致病菌

很多人都用過蜂膠，但恐怕未必知道蜂膠到底是什麼？其實蜂膠就是蜂巢壁上的深褐色蠟膠，其來源是工蜂咬破植物新生嫩芽及樹皮，採集植物分泌物用來修補受損組織的樹脂，混合花粉及精油，帶回蜂巢咀嚼混合唾液後，塗抹於蜂巢壁上的高黏性物質，目的是修補與消毒蜂巢，以防止細菌及微生物的入侵。

想想看，一個蜜蜂群體通常有幾千到幾十萬隻蜜蜂，這些蜜蜂集體生活在蜂巢裡，蜂巢裡的環境自然是又擠又溼又熱。根據檢測，即使在寒冷冬天，蜂巢裡的溫度也有三十五度左右高溫；按理來說，這種溼熱環境很容易孳生病菌，為什麼幾十萬隻蜜蜂能在這樣非常不利的環境之下生活呢？原因就在蜂膠具有強烈殺菌效果！

科學家發現，因為蜂膠具有很強的殺菌效果，所以蜂巢裡根本無法培養出細菌，就算成千上萬的蜜蜂擠在一起，也不用擔心傳染病（否則一隻中獎，一窩就全掛了）；這個發現自然也引起醫界關注，並且透過研究確定了蜂膠可以有效殺死金黃色葡萄球菌、鏈球菌、綠膿桿菌、結核菌、大腸桿菌、門氏菌等頑強的細菌，同時對白色念珠菌等真菌也有相同效果[105]。

效果②預防蛀牙、治療口內炎：全方位保護口腔健康

正因為蜂膠具有很強的抗菌活性，所以我們到藥房常看到蜂膠牙膏，因為蜂膠可以抑制及消滅導致蛀牙的致病菌（尤其是鏈球菌）[106]，有效預防蛀牙。而且蜂膠對牙齦組織還有刺激作用，可以幫助牙齦再生，對口腔炎的治療也有幫助[107]。

根據日本齒科病院的臨床報告，蜂膠可改善口腔內發炎或化膿性疾病，並且建議有口內炎、舌炎、化膿性齒肉炎、齒槽膿漏及拔牙後牙痛的人，可使用蜂膠液或口腔噴劑來幫助傷口癒合。

效果③消滅滴蟲：防治女性私密處感染的祕密武器

蜂膠不只能讓細菌等微生物活不下去，較大的原蟲也一樣無法存活。體外研究發現，蜂膠可有效消滅陰道滴蟲，而且蜂膠的濃度越高、作用的時間越長，殺蟲的效果就越明顯[108]；而人體實驗也證實，感染陰道滴蟲的病患，在使用一五％蜂膠乙醇進行治療十到十五天後，發炎症狀即有改善，一個月內陰道的分泌就恢復正常。

效果④對抗病毒，增強免疫力⋯上呼吸道保健必備

蜂膠還可抑制病毒，對A型流感病毒、腺病毒、純皰疹病毒、HIV-1病毒等多種病毒皆有抑制作用[109]，而且還可增加抗病毒藥物的有效性[110]。

日本醫學博士瀨長良三郎醫學博士針對四十四名感冒患者臨床試驗顯示，每天服用七百五十到一千五百毫克蜂膠，三日可改善喉嚨痛達六〇%，四至五日後退燒比例八二%。

另一項針對一百三十五名六到五十歲的病患，其中一百零九名患支氣管性肺結核，十五名患結核腺病，十一名患氣管有氣管腺病，而且有五十三名用過大量的結核病藥物治療無效，但這些病人在改用蜂膠治療四到十個月後，病情均有改善。

此外，研究還發現，蜂膠能刺激免疫機能，使體內巨噬細胞（一種白血球，主要在感染初期發揮作用）的活力大大增強，有提高免疫力的作用[111]。所以容易受感染的人不妨多吃蜂膠，可達到抑制病毒、提升免疫力的雙重效果。

效果⑤治療不孕症：有效提高受孕率

神奇的是，蜂膠對不孕症治療也有幫助，特別是與子宮內膜異位症相關的不孕問題；一項對照雙盲研究指出，每天服用二次、每次五百毫克蜂膠，懷孕率可提升至六〇%，而服用安慰劑的女性，懷孕率只有二六%[112]，證實了蜂膠可以提升懷孕的成功率。

效果⑥保護肝臟：修補受損的肝細胞

蜂膠還能保護肝臟，所含的類黃酮等酚性化合物，可以活化並且修補受損的肝細胞，使受損的肝細胞恢復正常，對各類肝炎具有很強的修復效果。同時蜂膠能強化肝細胞膜，防止肝細胞膜受到肝毒性物質（例如乙醯氨酚）的傷害[113]。

效果⑦抑制腫瘤：讓腫瘤細胞死翹翹

研究和臨床實踐也發現，蜂膠具有抑制致癌物誘發腫瘤的作用[114]，並且促進腫瘤細胞凋零[115]；而動物實驗也顯示，蜂膠與化療劑有協同抗腫瘤作用，能減輕化療劑所導致的骨髓造血功能不足（類似蜂蜜），降低化療藥物 doxorubicin 引起的心臟毒性[116]，使血液白細胞維持在正常水準。

效果⑧促進組織再生：加速傷口癒合

蜂膠還可幫助組織再生，促進傷口的表皮細胞增生[117]、加速皰疹等感染傷口的癒合[118]，同時對外科手術的傷口，也有加速癒合和促進再生作用[119]。

如何善用蜂膠的天然保健力？

蜂膠含有三百種以上來自植物的酚類化合物，保健功效無可取代，是大自然賜予人類的神聖保健品，因此被廣泛製成錠劑、軟膏、牙膏、口腔沖洗劑、咳嗽糖漿等各種產品，但到底該怎麼選擇？使用上又有什麼必須注意的呢？

基本上，蜂膠是安全性很高的產品，即使未滿一歲的嬰兒也可使用（但十歲以下兒童的使用量為成人的一半），除非是對其成分過敏，但醫學臨床應用上，相當少見。

正因為蜂膠安全性高，所以使用時並沒有所謂的建議劑量，例如口腔噴劑，在口腔發炎時多噴幾次是可以的。選購時唯一要注意的是，近年來因環境污染嚴重，連帶也使蜂膠受到重金屬以及有機氯等農藥污染[120]，因此最好選購通過重金屬及農藥檢測的產品。

105 Pakistan Journal of Biological Sciences. 10（8）:1343-5, 2007 Apr 15

106 Anaerobe. 8（1）:9-15, 2002 Feb.

107 Phytotherapy Research. 22（11）:1544-7, 2008 Nov.

108 Chinese Journal of Parasitology & Parasitic Diseases. 24（6）:477-8, 2006 Dec.

109 Gekker, Hu, Spivak, Lokensgard, & Peterson, 2005 ‥ Antiviral Chemistry & Chemotherapy. 19（1）:7-13, 2008.

110 Gekker et. al, 2005

111 Sforcin, Orsi, & Bankova, 2005

112 Fertil Steril. 2003;80（supp 3）:S32.

113 Archives of Pharmacal Research. 31（4）:451-61, 2008 Apr.

114 Planta Medica. 73（14）:1469-74, 2007 Nov

115 Bioscience, Biotechnology & Biochemistry. 72（9）:2436-40, 2008 Sep; Pancreatology. 8（6）:566-76, 2008. ‥ Natural Product Research. 22（12）:1060-6, 2008.

116 Pakistan Journal of Pharmaceutical Sciences. 21（3）:201-9, 2008 Jul

117 Analytica Chimica Acta. 635（1）:115-20, 2009 Mar 2; Ortopedia Traumatologia Rehabilitacja. 4（1）:60-8, 2002 Jan 31.

118 Phytomedicine. 2000;7:1-6; Vynograd N, Phytomedicine. 2000

119 Magro J Nihon Univ Sch Dent. 1994

120 Analytical & Bioanalytical Chemistry. 393（3）:1073-9, 2009 Feb.

對症篇

3

江醫師教你量身打造專屬你的保健處方箋

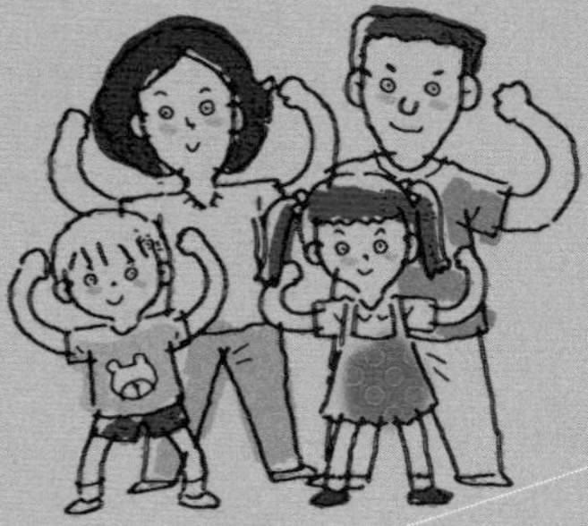

原來蜂蜜治咳嗽的效果比類固醇藥物好！

常見的大蒜竟然是防治心血管疾病與抗腫瘤的超級食材！

健康食品這麼多，儘管每一種都有獨特的功效，

但不一定每一種你都需要。

為了滿足不同族群對健康的期待與需求，

我特別打造10大保健處方，

經由天然保健食品，幫助你遠離疾病威脅，並且打造優質健康力。

MORE

國人最需要的10大保健處方

台灣民眾一年要吃掉一〇〇〇億元保健食品，消費金額足以蓋起一．五座台北一〇一大樓。當然，民眾之所以願意這樣「投資」，背後自然有他的「健康需求」，所謂吃得多不如吃得巧，以下提供預防感冒、改善過敏、成功減肥等國人最需要的保健處方，方便大家「按文索驥」，輕鬆掌握自己最需要的關鍵營養素！

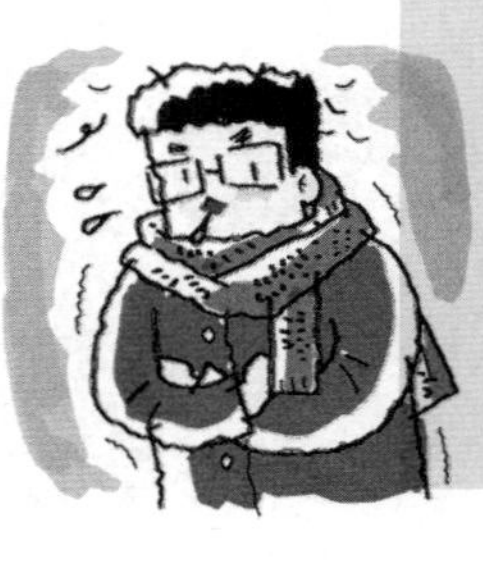

預防【感冒】的關鍵營養品

①蜂膠

蜂膠具有強烈殺菌效果，不僅可以有效殺死金黃色葡萄球菌、結核菌等頑強細菌，對A型流感病毒、腺病毒等多種病毒也有抑制效果。此外，蜂膠能刺激免疫機能，所以容易感冒的人不妨多吃蜂膠，可同時擁有抑制病毒與提升免疫力的雙重效果。

★詳細說明請見一七九頁

②人蔘

人蔘可增加血液中免疫細胞的數量，對感冒與流感有很好的預防效果，而且接種流感疫苗後，還有助抗體數量的增加，同時對支氣管炎的防治也有正面效果。

★詳細說明請見六九頁

③紫錐花

紫錐菊又稱為紫錐花或松果菊，屬多年生草本植物。對於中國人來說，紫錐花可能很陌生，不過在歐洲和美國，它可是最受醫生歡迎的草本藥物，而在北美地區，人們更是把紫錐花當作感冒的第一治療防線。

紫錐花並不像一般健康食品必須長期中低劑量不間斷服用，只需要在「必要」情況下補充，也就是出現鼻塞、喉嚨痛、頭痛等感冒初期症狀，或是身處可能遭受感染的環境時，例如全家都感冒了，或是辦公室大家都在流鼻水、咳嗽時，服用紫錐花就可降低被感染的機率。

紫錐花的安全性高，高劑量使用也沒有毒性反應報告，即使是孕婦服用也安全。建議攝取劑量為每日九〇〇毫克。一般來說，感冒時只需連續服用五到七天，但如果是用於預防，在連續服用兩週後，必須至少停服一週後再續服，才能發揮最佳的免疫效果。

④蜂蜜

萬一真的感冒了，一直想咳嗽或咳個不停怎麼辦？英國國家健保局的建議是：「喝杯自製的蜂蜜檸檬吧！」因為蜂蜜的抗氧化成分和抗菌效果，對喉嚨有消炎與保護作用，許多研究也證實，即使是久咳不癒，蜂蜜也具有很好的療效，而且效果比類固醇藥物還好！

★詳細說明請見五一頁

改善〔過敏〕的關鍵營養品

①益生菌

益生菌除了能調節免疫系統，減輕過敏性的發炎反應，緩解過敏症狀外，還能透過修復腸胃道黏膜，改善腸漏症候群，從而降低因為腸漏症候群而引起的過敏發生率。目

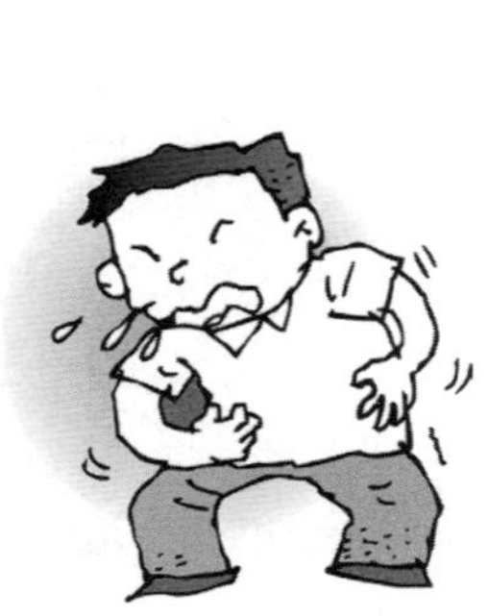

前已有許多研究證實益生菌對過敏疾病的防治效果，尤其在異位性皮膚炎與過敏性鼻炎的防治最是顯著。

★詳細說明請見一四六頁

成功〔減肥〕的關鍵營養品

①鉻

鉻是人體需要的微量元素，對胰島素的運作有重要的作用。因為肌肉細胞表面的胰島素接受器，需要鉻才能好好運作，換句話說，鉻可以幫助人體建立肌肉，同時透過甲狀腺系統幫助脂肪燃燒。二〇〇三年隨機對照研究，二百一十九人分別給予安慰劑，以及二百微克和四百微克的鉻，七十二天後服用鉻的人不僅體重減輕較多，且減少脂肪組織也明顯多於安慰組，可見確實有「減肥」效果。

特別要注意的是，高糖、高澱粉飲食會消耗大量的鉻，一旦體內鉻含量不足，不僅會影響胰島素運作，還會使人想吃甜食，進而導致鉻更加缺乏、更想吃甜食的惡性循環。

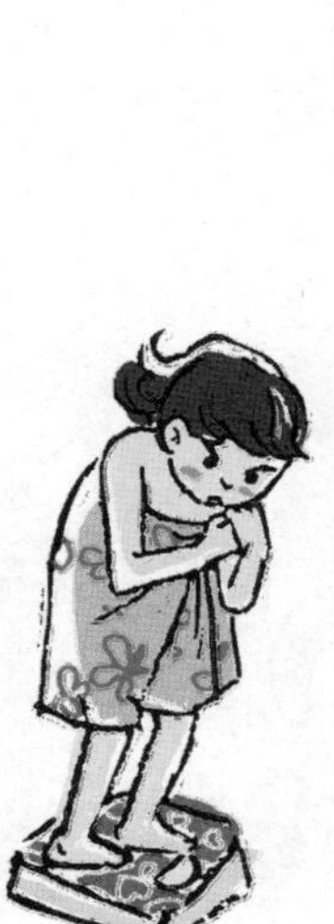

②丙酮酸

丙酮酸是天然化合物，可以加強新陳代謝（尤其是脂肪）。一項人體雙盲實驗顯示，在相同的運動量下，每天服用六公克丙酮酸，六週後脂肪減少二・六公斤，體脂含量下降二・六%，肌肉組織明顯增多（一・五公斤），而安慰劑組則沒有明顯的變化，證實了丙酮酸阻斷脂肪積累的效果。

③益生菌

近年研究發現，肥胖除了和飲食、基因有關外，也和個人腸胃道內的「菌種」有關，所以適當補充益生菌、維護腸道平衡，不僅有益健康，還可以預防肥胖。

★詳細說明請見一四五頁

保護〔腎臟〕的關鍵營養品

①魚油

魚油所含的多元不飽和脂肪酸，能增強迴圈血液中纖維蛋白溶解活性，進而減少尿鈣排出，預防結石形成；一項為期兩年的

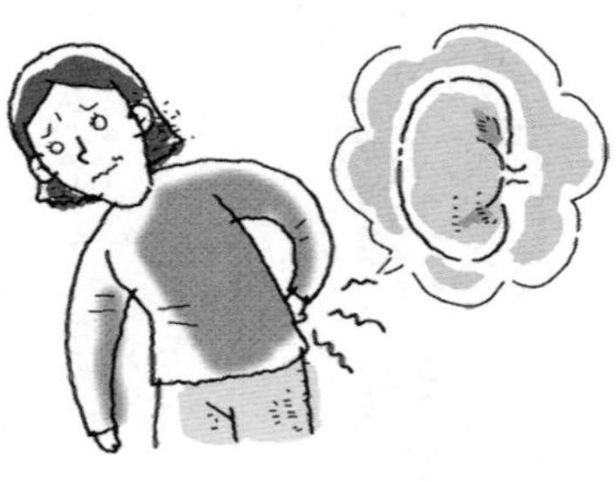

研究也顯示，IgA腎病患者在服用魚油後，血清肌酐（用以判斷腎功能的指標）可獲得有效控制，此外，魚油還可以預防糖尿病腎病變。

補充魚油要注意每顆魚油所含的EPA及DHA比率，一般建議成人每日應攝取三百至五百毫克的DHA加EPA，而目前市售魚油的含量從三〇至六〇%不等，所以應計算每顆魚油的克數×所含的EPA及DHA比率，才能了解每顆魚油所含的EPA與DHA有多少。魚油的安全性很高，孕婦也可以服用，目前已知孕婦每天吃到四十八顆都不會出現出血併發症，唯一要注意的就是魚油的抗凝血作用，這對一般人並沒有影響，但如果是即將開刀，或為血友病患或有凝血障礙者，需經醫師同意。

②薑黃

薑黃素是一種能保護腎臟的酸性酚類物質，研究發現它能減少肌酸肝、降低蛋白尿、抑制腎小球內細胞增殖、減輕腎小管間質損害，緩解腎臟炎症，並能提高腎絲球過濾分率等效果，甚至還可以預防腎癌。

★詳細說明請見一六六頁

保護〔肝臟〕的關鍵營養品

①茶

研究發現茶可以對抗肝病、降低細菌感染的機會，並且減少病毒感染；一項針對一千三百三十名男性的研究顯示，每天一杯綠茶可幫助調節肝功能，讓AST和ALT的數值恢復正常。

★詳細說明請見八一頁

②蜂膠

蜂膠所含的類黃酮等酚性化合物，可以活化並且修補受損的肝細胞，使受損的肝細胞恢復正常，對各類的肝炎具有很強的修復效果。同時蜂膠能強化肝細胞膜，防止肝細胞膜受到肝毒性物質的傷害。

★詳細說明請見一八〇頁

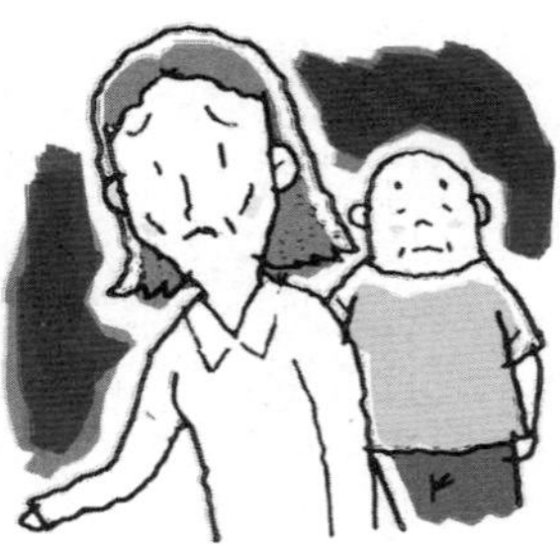

③咖啡

咖啡的臨床研究最多，而且有做到肝癌、肝硬化的發生率影響等硬指標，其保護範圍包含B、C肝炎帶原，以及酒精性肝炎等。但是，去咖啡因的咖啡無效，而重烘焙過的冰咖啡，效果則會大打折扣。

防治〔三高〕的關鍵營養品

①茶

喝茶對血壓、血脂和血糖的控制都有很好效果。茶所含的兒茶素，能夠延緩腸道的吸收速度，抑制飯後血糖上升。研究發現，每天喝六杯綠茶與每天喝不到一杯綠茶的人相比，糖尿病罹患率降低了三三％；而且喝茶可降低膽固醇和三酸甘油酯，進而增加血管彈性，降低中風、心肌梗塞和動脈粥狀硬化的比例。此外，研究還發現，高血壓患者長期喝茶，血壓可獲得控制、回復正常。

★詳細說明請見七九頁

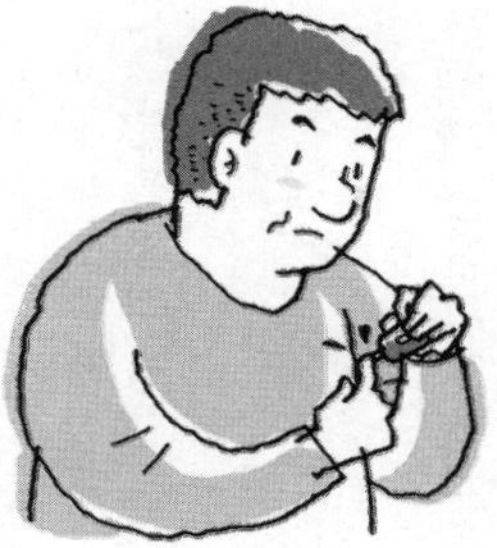

②大蒜

研究顯示，大蒜可以減少低密度脂蛋白膽固醇（LDL-C，即壞膽固醇）高達二〇％，同時對血壓、血糖的控制也有幫助。每天吃大蒜可以降低收縮壓平均達四・六mmHg（毫米汞柱），效果媲美降血壓藥物，日本、印度和沙烏地阿拉伯進行的動物和人體實驗顯示，大蒜可刺激胰腺產生胰島素、增加組織細胞對葡萄糖的利用程度，達到調節和降低血糖的效果。

★詳細說明請見九四頁

③紅麴

紅麴可以有效降低血中膽固醇、低密度脂蛋白、三酸甘油酯，同時提升高密度脂蛋白，而且效果和降血脂藥物 Statin 相近，但卻較少產生副作用，所以臨床上常以紅麴作為替代治療。此外，紅麴的主要有效成分γ-胺基丁酸（GABA），可促使血管擴張、增加血管彈性，同時抑制交感神經、促進副交感神經活性，對交感神經系統有調節作用，因此可抑制神經系的血壓上升，讓血壓值穩定。

★詳細說明請見一一五頁

④ CoQ_{10}

CoQ_{10}存在於體內的每個細胞中，其中又以心臟、肝臟和腎臟的含量最高。它不僅具有保護、修復線粒體膜磷脂損傷的心肌保護作用，而且還是血糖代謝的必需物質。研究發現，第二型糖尿病患者體內的CoQ_{10}水準明顯低於正常人，但糖尿病患者若每天服用兩次一百毫克的CoQ_{10}，十二週後血糖便可獲得有效控制；此外，也有多項研究指出，CoQ_{10}具降血壓作用。

雖然人體本來就含有CoQ_{10}，但是其含量在二十歲達到高峰後就會逐年減少，因此二十歲起就可適度補充，建議每天二次，每次三十毫克即可。

加強【腦力】、預防失智的關鍵營養品

①魚油

魚油中的DHA為大腦與神經組織中細胞膜的主要成分，可促進腦部發育、提升大腦功能。多項研究發現，魚油中所含的DHA，能促進胎兒及嬰幼兒的神經系統、眼睛、免疫系統發育，因此孕婦與嬰幼兒必須攝取魚油，以補充寶寶腦部神經發育所需要的DHA。

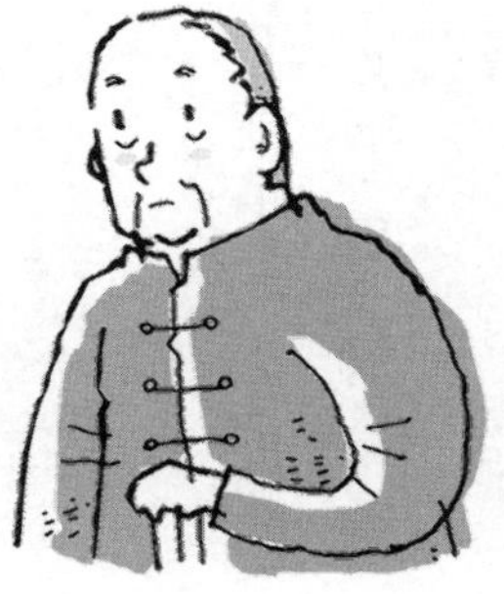

此外，魚油對成人（包含中老年人）腦部保健也有幫助，因為ω－3長鏈多元不飽和脂肪酸可以提高腦部酵素活力，使腦部有充分的營養，延緩腦部神經纖維萎縮，進而減緩智力衰退，並且預防老人失智症的發生。

②銀杏

許多研究顯示，銀杏能減緩阿茲海默症以及失智等疾病的惡化，並活化人體腦部功能，增強記憶力，不僅可用來預防、治療阿茲海默症、失智等腦部疾病，對一般人也有幫助。在歐洲常被處方用於治療記憶困難、昏睡、耳鳴及頭痛等「腦功能不全」症狀，同時也是美國最暢銷的改善記憶產品。

★詳細說明請見一〇五頁

③磷脂絲胺酸

磷脂絲胺酸（Phosphatidylserine）是一種腦細胞膜的重要成分，能增加腦細胞膜的流動性及腦細胞葡萄糖的濃度、促進腦細胞膜的修護、神經傳導物質的傳遞、腦部乙醯膽鹼的合成，因而能提升學習力及記憶力，對阿茲海默症及其他形式的老年癡呆症，有很好的治療效果。在用法用量方面，建議每日三次，每次一百毫克。不過由於它具有輕度抗血凝功能，因此不建議與銀杏、大蒜一起服用。

【攝護腺及泌尿道】的關鍵營養品

①裸麥花粉

裸麥花粉中所含的活性物質，是泌尿道問題的剋星，除了能有效防治女性感染，還可輔助改善攝護腺功能，防治男性攝護腺肥大引發的下泌尿道感染發炎（包含攝護腺、尿道、膀胱），因此很適合做為男女日常泌尿道保健使用。

★詳細說明請見一七〇頁

【重振雄風】的關鍵營養品

①人蔘

人蔘自古以來即被認為具有強身補氣的作用，事實上，在目前醫界對於勃起功能障礙寥寥可數的另類醫療研究中，也確實有對照雙盲研究證實了它的壯陽效果。研究發現，

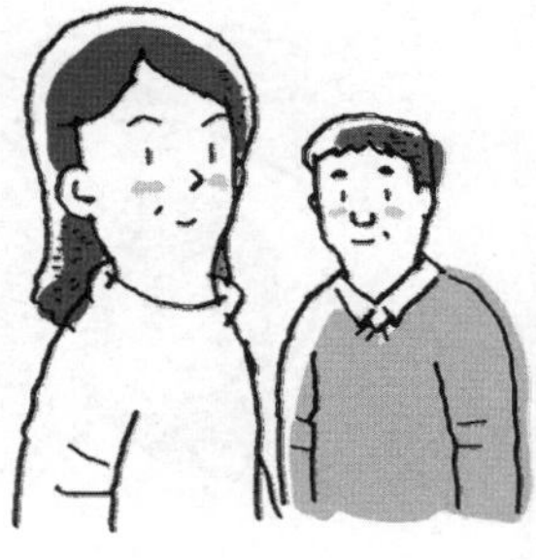

亞洲或韓國人蔘可以改善精蟲的數目和能動性，增進男性生殖能力，並且改善陽痿情形。

★詳細說明請見六八頁

②左旋精胺酸

左旋精胺酸（L-Arginine）為一種天然基礎胺基酸，在臨床應用上可用於心絞痛、動脈硬化等多種疾病，同時也可用於改善男性勃起功能障礙，其作用機轉與威而鋼相近，都是藉一氧化氮（NO）活化 Guanylate Cyclase 酵素，使 cGMP 含量上升，讓陰莖海綿體內的平滑肌擴張，而讓血液流入，引起陰莖勃起。

一九九九年一份針對五十名男性，每天服用五公克左旋精胺酸的研究，六週後，服用左旋精胺酸的男性，比起沒有服用的男性，勃起時間及功能都明顯較佳；另一份針對四十五名男性的雙盲對照實驗發現，性交前一到二小時服用左旋精氨酸加育亨賓六公克，可明顯改善勃起功能，尤其是輕度勃起功能障礙者。

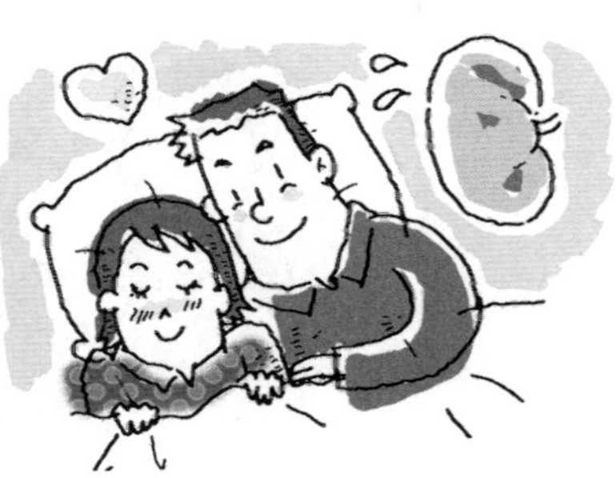

口服左旋精胺酸是非常安全的，臨床報告的口服使用劑量從每天六・六公克到九公克，長期服用者也很少出現副作用。目前市面上的左旋精胺酸，多為加上維生素、抗氧

化劑所組合而成的營養補充品，所以選購時應注意劑量，通常在改善男性勃起功能障礙上，建議每天至少服用五公克。

③左旋肉鹼

左旋肉鹼是一種人體可以自行製造的氨基酸，又稱為維生素Bt、卡尼丁，屬於水溶性維生素，它不僅是人體新陳代謝的必要營養素，對提升男性「性能」也大有幫助。二〇〇四年《泌尿外科雜誌 Urology》一項對照雙盲隨機研究顯示，一百二十名平均六十六歲的男性，隨機給予左旋肉鹼（每天二公克）、睪酮（每天一百六十毫克）和安慰劑六個月後，服用左旋肉鹼的男性，勃起功能障礙獲得顯著改善。

預防〔癌症〕的關鍵營養品

①硒

硒是人體必需的微量礦物質，人體攝取後可用來製造谷胱甘肽過氧化酶（Glutathione Peroxidase，簡稱 GSH-Px），是體內的解毒系統，可以避免細胞膜破裂，並且能活化免疫系統、達到預防癌症的功效，國內外醫學界和營養學界，甚至將硒稱作「抗癌之王」，由此可見硒的抗癌效果。

一九八三年美國亞歷桑納癌症中心做了一項研究，將一千三百一十二人分成兩組雙盲，一組吃二百微克硒，一組吃安慰劑，受測者的硒並沒有低於正常值，只是接近底線，結果發現除了皮膚癌之外，硒可以大幅度降低攝護腺癌六六％、大腸癌五〇％、肺癌四〇％，還影響了總體癌症死亡率以及總體死亡率，分別各降低五〇％及一七％，這是非常難能可貴的，其中又以受測者本來血中硒濃度低的人效果最明顯。

男女老少不同年齡、性別都需要攝取足夠的硒，但硒既是人體必需的「微量」礦物質，攝取過量亦有中毒危險，因此補充時請務必先參考左頁表格，以免過量。

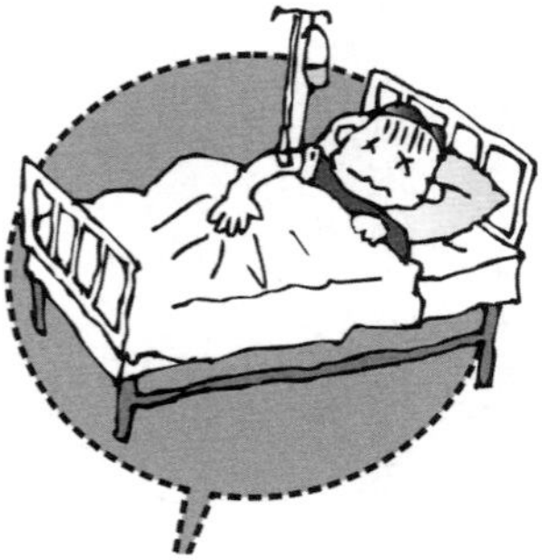

②維生素D

維生素D近年來被各界譽為「超級營養素」可不是浪得虛名，已有多項人體對照雙盲研究證實，維生素D可以促進細胞凋亡，防止癌細胞的增生與擴散，在癌症預防上扮演關鍵性角色。

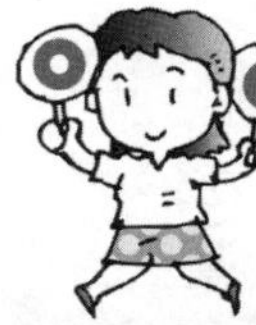

硒的每日建議攝取量

族群	年齡	建議劑量（mcg）	可容忍上限（mcg）
嬰兒	0～6	15	45
	7～12	20	60
兒童	1～3	20	
	4～8	30	
	9～13	40	
14歲以上青少年、成年男女、老年人		55	400
孕婦		60	
哺乳期婦女		70	

人體獲取維生素D最簡單的方式就是曬太陽，而且最好曬中午的太陽，只要曬十到十五分鐘，就能獲得一天所需的維生素D；可惜的是，全球各地研究皆顯示，現代人明顯日曬不足，因此建議還是要適當補充。在劑量上，建議嬰幼兒每日一千國際單位、兒童每日二千國際單位、成人每日二千國際單位到四千國際單位、妊娠及哺乳期婦女每日四千國際單位。

③大蒜

大蒜除了眾所熟知的調味用途外，更被美國國家癌症組織列為「全世界具抗癌潛力的食物」。一九八六年，愛荷華州一項四萬一千八百三十七名婦女、追蹤四年的大規模研究，便發現常吃大蒜的女性，可以減少三〇%罹患大腸癌的比率，且迄今為止，世界各地至少有三千份刊物，公開推崇大蒜對健康的益處。

★詳細說明請見九六頁

④茶

茶的防癌、抗癌效果已屢屢獲得證實，而且對多種癌症的防治都有幫助。茶中的兒茶素可成為癌症化療藥物赫賽丁（Herceptin）的載體，幫助化療藥物赫賽丁更精準的找到惡性腫瘤並殺死癌細胞，同時減少對其他器官的不良副作用；不過，並不是所有茶都一樣有防癌、抗癌效果，想要防癌，還得喝對茶才行。

★詳細說明請見七七頁

MORE

專屬外食族的保健處方

★外食族要注意的健康問題

台灣每年都有高達八成的民眾，每週至少五天外食。外食最大的問題就是重鹹又油膩，導致三餐老是在外的外食族，容易攝取過多的熱量跟脂肪，引發肥胖、三高等問題。而且外食容易攝取到潛藏在食物中的化學添加物，長期下來，就容易損害腎臟健康，淪為悲情的洗腎一族。

江醫師為你打造的保健處方

★處方1——益生菌　每天補充菌數至少100億

外食常常有大量的添加物，如果又嗜吃精緻美食與肉類，長期纖維素不足，又常吃麻辣鍋、油炸物，勢必嚴重損害腸道健康，這也就是為什麼現代人普遍都有脹氣、便祕、腹瀉等腸胃問題，而罹患大腸癌的人數更是節節攀升。因此建議外食一族應每天補充「足量」的益生菌，才能維持良好的菌叢環境。

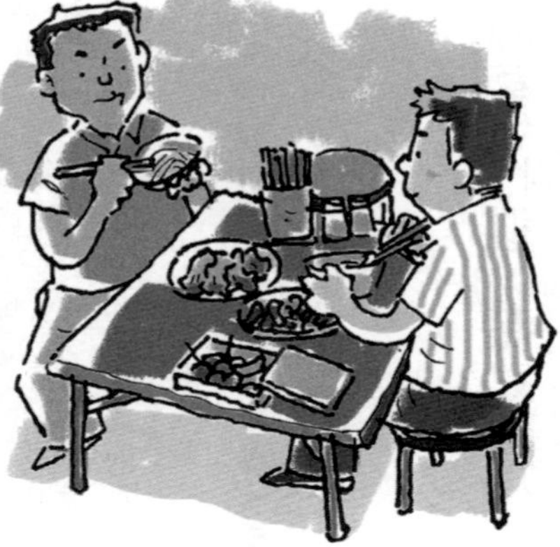

餐餐老是在外的「外食族」，每天補充益生菌加藍藻，打造良好的腸胃環境。

★處方2—藍藻　每天食用5公克

有「超級食物」美譽的藍藻，營養成分豐富，被美國太空總署ＮＡＳＡ列為太空人的理想食物，當然也適合餐餐老是在外、營養不均衡的外食族，且藍藻具有「解毒」功效，可減輕重金屬及藥物的腎毒性。研究顯示，慢性砷中毒患者每日服用二百五十毫克藍藻二次，十六週後尿中排泄的砷將由每公升七十八微克變成一百三十八微克，而頭髮中的砷含量則降低四七・一%，由此可見藍藻可幫助重金屬毒素的排除。不過，由於藍藻同時也具有提升免疫力的效果，有病例報告顯示，服用藍藻會促發自體免疫疾病，因此紅斑性狼瘡、僵直性脊炎等自體免疫疾病患者，不建議多吃。

你一定做得到的生活提案

★提案1——開始帶便當

這聽起來有些老生常談，但卻是重新掌握健康的不二法門。因為外食陷阱實在太多，除了烹調方式，還有毒澱粉、地溝油等黑心食品，實在防不勝防。以我自己為例，我不管工作怎麼忙碌，都會請太太幫我準備便當，並且規定自己每個月最多吃九餐外食，等於最多有十分之一機會外食，就是希望把吃到毒物的機會降低。

★提案2——避開油炸、燒烤、霉變食物

很多外食族之所以外食，有他個人的原因，假如真的無法避免，又想降低毒害，至少要少碰下面三類食物：

①**油炸食物**：油脂中的不飽和脂肪酸經高溫加熱後所產生的聚合物，毒性較強，尤其是炸薯條中含有高濃度的丙烯醯胺（俗稱丙毒），是一種致癌物質，千萬別吃！

②**燒烤食物**：燒烤烹調的食物會產生亞硝胺致癌物，尤其是焦黑的部分一定不能吃，因為毒素最多！

③**霉變食物**：花生粉、豆類等容易霉變產生黃麴毒素，輕則發生腹瀉、嘔吐、頭昏、眼花、煩躁、腸炎、聽力下降和全身無力等症狀，重則可致癌，最好少吃。

★提案3——自備餐具降毒保平安

外食雖然可怕，但若能在購買時稍加留意，就能大幅減少外食中毒素所帶來的傷害，以下三招學起來，絕對可以降毒保平安！

①**自備餐具**：用塑膠袋裝熱湯、熱麵、熱豆漿，幾乎是所有人都有過的外食經驗，但高溫會使塑化劑「完整地」滲入食物中，一定要避免。但紙碗、紙杯這類免洗餐具就沒問題嗎？事實上紙製餐具看似安全，但內壁會塗一層塑膠（ＰＥ、ＰＶＣ）淋膜紙，盛裝熱食時仍會溶出塑化物，一樣有害健康。所以真的不得已必須外食時，至少自備餐具或直接在餐廳用餐，既自保又環保，何樂不為呢？

②**多吃蔬果**：蔬果富含膳食纖維，是幫助體內廢物由腸道排出的重要功臣，尤其可溶性纖維，可幫助排便，一般如牛蒡、胡蘿蔔、熟香蕉、南瓜、柑橘類水果、綠花椰菜、甘藍菜、甜菜、地瓜都有豐富的可溶性纖維，外食一族不妨多吃。

③**吃魚取代吃肉**：我研究過至少一千多篇醫學報告，幾乎所有研究都直指「吃魚的

正面影響大過吃肉」，因為魚可以抑制所有腸胃道的癌症、乳癌、腎癌、中風、尿毒症等高風險疾病的發生率，所以雖然我自己並沒有特別愛吃魚，但仍堅持餐餐有魚。對外食族來說，雖然無法確定魚的來源，但由於大部分的毒、藥物比較容易殘留在魚頭、魚皮、魚腹、內臟中，所以這些部位少碰就能避險。

當然，除非吃素，否則很難完全不碰雞、牛、豬肉，如果真的要吃，提醒大家至少這麼選：

★**豬肉**：避免吃豬肝、豬腎，因為這兩個部位是毒素代謝器官，毒的累積量最高；同時還要避免吃豬肺，因肺部有很多乙型受體素的受體，若是餵食瘦肉精的豬，毒性會特別高。

★**牛肉**：選擇省產的牛肉，安全性比進口的好。

★**雞肉**：由於病死雞的流向不明，有可能被無良業者加工成食品出售，因此，建議外食族如果要點雞肉，儘量吃調味清淡的白斬雞，避免吃調味重、價格過於便宜的炸雞排或烤雞。

MORE

專屬 3C 電腦族的保健處方

★3C 電腦族要注意的健康問題

現在是 3C 產品稱霸的時代！許多人工作都離不開電腦，且絕大多數人手機不離身，無論搭車、等人、上廁所，都要拿著手機猛滑。調查發現，台灣民眾每天使用智慧型手機上網的時間平均為一百九十七分鐘（三小時十七分），比全球平均數值還要高出五十五分鐘，為全球之冠，若再加上電腦等其他 3C 產品，對眼睛的傷害可想而知。此外，3C 電腦族長時間姿勢不當，很容易出現肩頸僵硬痠痛的問題，時間一久，甚至會導致慢性筋膜炎、慢性肌肉病變上身。

江醫師為你打造的保健處方

★處方 1——葉黃素 成人每天補充 6 毫克

葉黃素是唯一存在水晶體的類胡蘿蔔素，可遮蔽、吸收 3C 藍光與紫外線，保護眼睛不受光線傷害，是 3C 電腦族必備的保健成分。葉黃素最好連同飯吃或飯後吃，因為葉黃素是脂溶性營養素，透過飲食中所含的油脂，才可使葉黃素達到最好的吸收效果；此外，小孩、孕婦以及有肝腎疾病者，建議服用前應與醫師討論。

★處方2—魚油　每天補充300～500毫克

提到魚油的保健效果，很多人想到的可能是腦部發育、控制三高、防治心血管疾病、預防糖尿病腎病變等。事實上，魚油對視力保健以及緩解肩頸僵硬疼痛也有效果，因為魚油所含的DHA，是構成神經細胞膜最重要的成分，因此補充魚油有助視網膜及視覺神經細胞發展，降低光線對視網膜細胞造成的傷害並預防黃斑部病變。此外，魚油還可活化關節運作，增加關節靈活度，進而減少關節發炎、腫脹及僵硬程度。

特別提醒的是，魚油具有抗凝血作用，這對一般人並不影響，但如果即將開刀，或為血友病患或有凝血障礙者，便不適合吃（或需經醫師同意），以免發生凝血功能不足。

★處方3—薑黃　每天、每公斤補充25毫克，但最多不可超過200毫克

3C電腦族群長時間姿勢不當，容易有肩頸僵硬痠痛的問題。一開始，這種狀況只要休息就能改善，但時間一久，卻可能引發慢性筋膜炎等問題，甚至因為頸部經常上揚

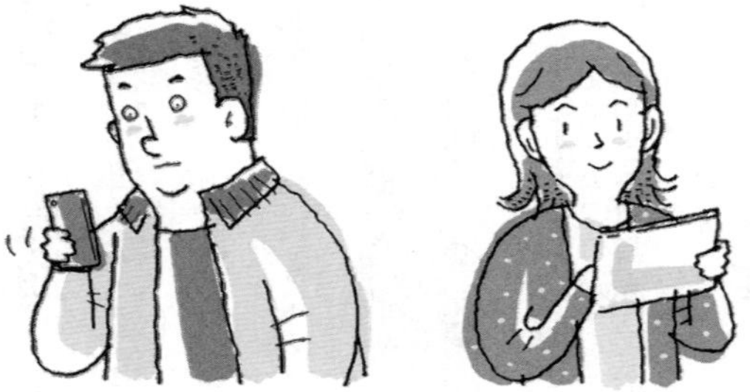

離不開電腦和手機的「3C 電腦族」，每天補充葉黃素、魚油和薑黃，可保護眼睛，同時緩解肩頸僵硬的問題。

前傾看電腦螢幕，而引起頸神經根病變，這時即使休息、睡眠，也無法驅走疼痛的感覺。有的患者甚至不僅脖子痛，手臂更如同被電到般又麻、又痛，只得藉助藥物、打針等方式緩解，實在苦不堪言。如果已經有這些症狀，不妨補充薑黃，因為薑黃素與非類固醇止痛藥（NSAID）效果接近，而且沒有副作用，可以幫助你不受疼痛困擾，重拾生活品質。

你一定做得到的生活提案

★提案1——定時「下課」休息，起身活動活動

3C電腦族之所以會因使用電腦、手機，而出現眼睛老化、肩頸疼痛等健康問題，最大關

鍵就是「使用時間」過長。因此，最好的做法就是定時「下課」休息，使用時間則與螢幕的大小成正比，也就是螢幕越小，使用時間必須越短。

舉例來說，一般上班使用電腦，建議每三十分鐘就休息十分鐘，但若使用平板電腦，每二十分鐘就得休息，若是智慧型手機，則最好不要超過十五分鐘。此外，休息時最好起身活動活動筋骨，以減緩因久坐導致的肩頸肌肉過度收縮。

★提案2—黑暗環境下、搭車行進間，千萬別使用

減少3C電子產品的使用時間，是3C電腦族自保的第一要訣，但要注意的是，有些「特殊環境」會造成加倍傷害，所以不能只控制使用時間，而必須「完全禁用」！這些特殊環境是：

①**黑暗的環境**：新聞上常出現十幾歲的孩子，因為窩在被子裡偷滑手機，結果年紀輕輕就出現黃斑部病變出血的病例。這是因為手機螢幕在黑暗中會更加明亮（亮度估計增加五〇%），而眼睛瞳孔在黑暗環境中又會放大，讓光線可以長驅直入，因此黑暗中看螢幕（包括手機、電子書、電視及電腦），對眼睛將造成極大傷害！

②**晃動的環境**：在捷運、公車上，常可看到許多人低著頭猛滑手機、平板，殊不知

這樣的傷害比平常更大，因為在晃動的環境中，眼睛為了「看清楚」而得不斷調焦，不僅加重眼睛的負擔，也會促使眼睛加速老化，導致老花、白內障、青光眼等眼疾上身。

★提案3—多進行戶外活動

3C電腦族的自保之道，除了正確使用3C產品，同時更要「多進行戶外活動」。因為長時間待在室內，缺乏日曬，容易導致鈣質流失，而且活動量太少，無法消耗飲食中的熱量，也會引發三高等健康問題。

戶外活動的必要性還不只如此，更有研究顯示，戶外活動可預防近視發生、延緩度數加深。因為戶外寬廣的視野，可紓緩眼睛肌肉疲勞，同時陽光會增加視網膜多巴胺分泌的量，進而抑制眼軸伸長（近視會導致眼軸增長），因此國民健康署早已提出呼籲，每天最好安排二到三小時以上的戶外活動以幫助視力保健；當然，隨著肌肉活動量的增加，肩頸僵硬疼痛的狀況也可以得到改善。

MORE

專屬素食族的保健處方

★素食族要注意的健康問題

根據非正式統計，台灣固定吃素的人口超過二百五十萬，占總人口的一〇％，而且在健康、養生的觀念下，越來越多人「彈性吃素」。國內外營養期刊對素食都保持正面看法，但是卻也有不少人因此便祕、越吃越胖，甚至營養不良、生理期失調！到底吃素好不好？該怎麼吃才健康呢？

江醫師為你打造的保健處方

★處方1──綜合維生素　劑量依年齡、性別而異，建議直接參考產品說明

維生素B_{12}的主要來源是動物類、乳製品和蛋，因此吃素的人很容易缺乏。雖然維生素B_{12}量少時人體會庫存而調適成較不易流失，但長期下來仍可能缺乏而導致惡性貧血等問題，所以要適度補充。由於人體對維生素B_{12}的每日需求量並不高（僅二・四微克），再加上現代人本來就有維生素攝取不足的問題，因此與其單一補充維生素B_{12}，不如直接補充綜合維生素，一次補足缺乏的營養。

★處方2——鈣＆維生素D　成人每天補充鈣1,000毫克＋中午日照10分鐘

研究發現，吃素者的骨密度的確較低，原因是鈣與維生素、的攝取不足。事實上，不只是素食者，現代人普遍都有鈣與維生素D缺乏問題，因此《吃對保健食品！》一書提到的「國人十大必補營養素」中，鈣與維生素D便雙雙上榜。

鈣的補充除了要注意依年齡調整劑量（見左頁表）外，同時吃的時候最好採取適量多次、分批補充的方式。因為人體對鈣的單次最大吸收量約只有五百毫克，多吃也無法吸收，以成年人一天需要攝取一千毫克鈣質為例，建議可以早、晚飯後各吃五百毫克，吸收效果最好。

想獲得維生素D，最簡單又不花錢的方法就是每日至少做十到十五分鐘日光浴，最好的時間為中午十二點。因為這段時間的UVB大於UBA，不用擔心皮膚癌又可以快速獲得足夠的維生素D，而且身體靠陽光製造維生素D時有回饋系統，當維生素D足夠時就不會再製造，因此也不用擔心過量問題。

你一定做得到的生活提案

★提案1——少吃「加工素」

英國曾經做過研究，證實人類的身體構造並不適合吃肉類，吃素的確比吃葷健康，然而在台灣，有不少人卻是吃素吃出一堆問題，原因之一就是「吃了太多加工的素食品」，也就是豆腐、素雞、豆乾等「素料」。

這類加工素食品，雖然是以植物性原料製成，但植物所含的膳食纖維大多已經消失，同時又添加了大量的油、糖或鹽，還要小心食品添加物！像是豆乾、豆腐等豆製品，為了不易腐壞，常會加入苯甲酸（安息香酸）、己二烯酸或去水醋酸等防腐劑，這些雖然都是合法的添加物，吃多了仍會影響肝腎功能。

此外，加工食品在醃製過程中，如果保存不當還會產生肉毒桿菌，這樣的「加工素」當然會越吃越不健康。

★提案2——「天然素」這樣選

既然「加工素」有問題，「天然素」就沒問題嗎？其實不然，因為台灣蔬果有嚴重的農藥殘留問題。根據

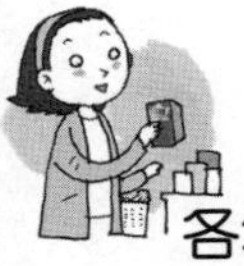

各年齡層每日建議攝取劑量

年齡	劑量（毫克）
0～6個月	200
7～12個月	260
1～3歲	700
4～8歲	1,000
9～18歲	1,300
19～50歲	1,000
51～70歲	男性 1,000
	女性 1,200
71歲以上	1,200

統計，台灣蔬菜農藥的使用量，是美國的五倍，尤其現在的蟲害多半已經對農藥產生抗藥性，農夫必須使用「綜合性」農藥，才能有效抗蟲害。然而，無論是不是吃素，蔬菜水果都是一定要吃的，那麼該怎麼吃呢？

首先是盡量購買下午採收的蔬菜，並且避免購買颱風前採收的蔬菜，降低硝酸鹽殘留的量。此外，洗菜的時候，最好是多幾道清洗手續，不生食，避免吃入過多的硝酸鹽及農藥。

對外食族來說，最好盡量挑選栽植過程中農藥用量較少的青菜，例如海帶、海菜、竹筍、茭白筍、茄子、地瓜葉、蘆筍等，而芥藍、芹菜及豆科類的食物，除了毛豆外，農藥殘留量都比較高，最好少吃。

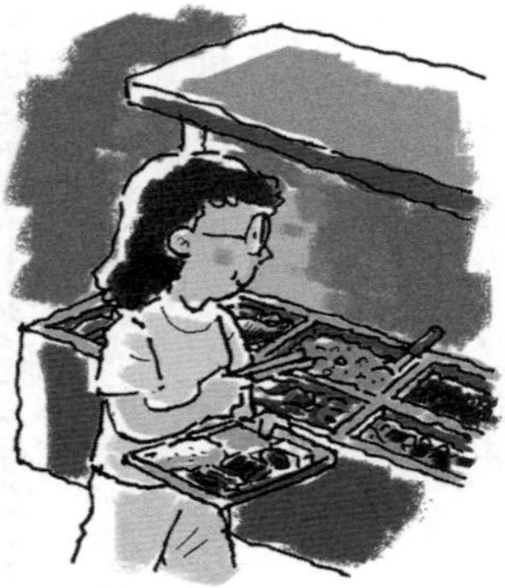

外食族可選擇海帶、竹筍、地瓜葉等農藥用量較少的青菜。

★提案3──清蒸、水煮較營養

此外，還要特別注意烹調方式。由於素食的菜餚風味較為清淡，因此常會添加大量的油脂、糖、鹽和其他調味品來烹調，有些加工食材還藏著肉眼看不見的油脂，以百頁豆腐為例，製作過程添加了沙拉油，熱量是傳統板豆腐的兩、三倍；所以要素的健康，不只要少碰加工食品，同時最好以清蒸、水煮的方式烹調。

至於外食族，除了上述注意事項外，還要小心看起來油亮亮的菜色，因為要讓蔬食看起來油亮，不是炒菜時的用油量太多，就是添加了太白粉勾芡，而這些也會讓健康的蔬食變得不健康。

★提案4—不能只挑青菜吃，才能素素如意

許多素食者只著重吃綠色葉菜類，雖然能獲得許多維生素或礦物質等營養素及膳食纖維，但仍不夠均衡，更別說連蔥、蒜、韭等植物性「葷食」也禁止的「宗教素」。長期下來，素食者容易營養失衡，更容易生病。因此，想透過飲食得到完整的素食營養，一定要確保各種營養素都充足且均衡，食材搭配盡量要多種類，將菇、藻、紫菜、堅果、豆類都納入其中，才能吃出真正的健康素。

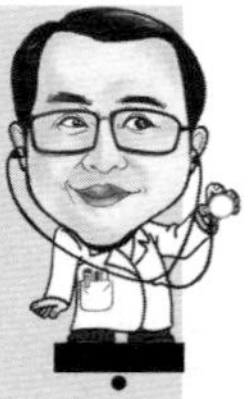

江醫師的營養補給品大公開！

熟悉我的讀者都知道，我從小就是個藥罐子。四歲時，我左腳股骨頭因缺血壞死，有近兩年時間不能行走，只能躺在床上羨慕兄弟姐妹出門玩樂；十二歲時，又得了甲狀腺機能亢進，需長期服藥；三十八歲時，腳疾復發，至今仍未開刀治療。

正因先天不足，所以更需要後天調理。身為醫師，我十分明白預防重於治療這個道理，人體有自己的復原機制，只要我們能提供它足夠的能量（營養），身體自然就能健康。事實上，在腳疾復發後，我就是靠著保健食品的營養力，才能使它不再惡化（當然，幼時因缺血壞死的部分是不可逆的），所以門診時常有患者好奇詢問，我到底都吃什麼「保養」，在此特別與大家分享。

此外，我只要出國，抵達目的地後一定會先上超市買瓶當地的優酪乳，因為，菌種是因地制宜的，很多人旅行時常會水土不服，並不一定是吃了什麼壞掉的東西或是被細菌病毒感染的食品，而是因為各國飲食習慣不同，人體腸道菌叢分布也不同，當我們原有的腸道環境受到外來環境不同刺激，腸道菌叢就會受影響，因此容易出現腸道問題。只要善用益菌力，出國旅行就不怕水土不服而壞了遊興。

我的營養補給清單，
是從遺傳、自己、環境三方面著手擬訂的……

因為父親罹患大腸癌
與老年性黃斑部退化
所以每天補充
硒＋葉黃素

克服遺傳風險

對抗結核關節炎→
葡萄糖胺＋軟骨素＋
薑黃
三酸甘油酯過高→魚油
解決年齡帶來的攝護腺肥
大問題→裸麥花粉

克服自己弱點

排除重金屬
所以每天補充
藍藻

克服飲食污染

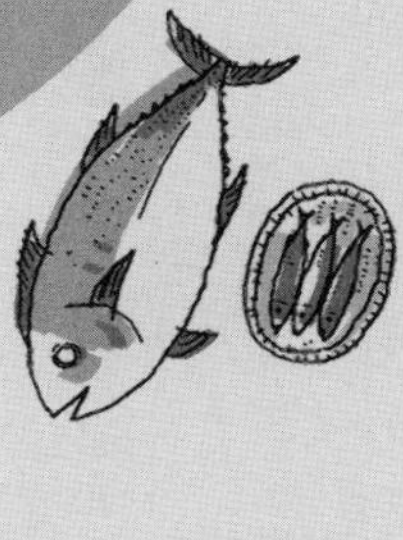

2020增訂

提升免疫力，維生素D、薑黃不可少！

造成上百萬確診數、幾十萬死亡數的新冠肺炎（Covid-19），肯定是二〇二〇年的國際大件事。網路與電子媒體、報章雜誌甚至是人們的日常對話中，經常可見它的相關報導、分析和討論。實際上我很早就認為這會是一場長期抗戰，新冠肺炎病毒將與我們長期並存，我們不可能消滅它，如何與之和平共處才是防疫重點。

在政府努力的宣導下，大家都養成了戴口罩、勤洗手的生活習慣，然而除了外部的保護，我認為更重要的是內部健康力的提升：強化自體免疫力，讓身體有對抗病毒的能力，這麼一來，不只是新冠肺炎，面對任何病毒細菌我們都無需害怕恐懼。

怎麼做才能提升自己的免疫力？五個作法供大家參考：睡眠充足、適度運動、適度曬太陽、漱喉、熱浴。

維生素D，提高免疫力、抗病毒

睡眠充足的定義是每天至少睡滿七個小時。根據實驗報告顯示，連續兩周每天睡六小時，體內的壓力荷爾蒙會提高，白血球的吞噬能力會下降，接著轉而每天多睡一小時，共達七個小時，上述狀況皆獲得明顯改善，各項數值和功能一切恢復正常。擁有充足的睡眠很重要，以前睡不夠沒關係，從現在開始改變，免疫力就會慢慢增強。

適度運動，雖然是老生常談，但許多研究皆證實運動可增強免疫力，維持適度運動者比沒有運動習慣的人更不容易生病。但過與不及皆有失之．過度運動也會造成免疫力下降，這點要特別注意。

陽光對人體的重要性，也在許多統計報告中獲得證實，例如夏天疾病的感染率比冬天來得低。只是說到曬太陽，似乎不是人人都喜歡或方便，有人怕黑、有人懶得防曬，有人找不到適合的防曬保養品，有人則是沒有時間。針對這些狀況，我則是建議可以補充維生素D。有一項人體實驗將中學生分成兩組，結果顯示定期服用維生素D組生病次數明顯較少。由此可知，補充維生素D有助於提高免疫力。至於劑量，以仿照夏天為標準，則一天建議一六〇〇國際單位（IU）。

漱喉，顧名思義就是漱喉嚨，在日本有一系列的研究，無論使用一般的水、鹽水、優碘藥水、茶水或是漱口藥水，都有助於降低上呼吸道感染的機率。

熱浴，是指洗熱水澡、泡溫泉、進入烤箱或蒸氣室等，多種可提高體溫的活動。根據研究顯示，習慣熱浴者比較不會得到病毒性傳染病。另外，從動物觀察也可得知高體溫有助於降低感染風險。蝙蝠和駱駝體內都含有大量冠狀病毒，但牠們卻能與之和平相處，正是因為蝙蝠飛行時、駱駝喝水時體溫會升高，這個自然的生理現象，在不知不覺中使牠們遠離感染的威脅。

睡眠充足、適度運動、適度曬太陽、漱喉、熱浴這五個提升免疫力的方法，要執行並不困難，且幾乎不需要額外的費用，CP值相當高，建議大家一定要試試。

蜂膠，是增強免疫力的健康防護盾

當然，若希望給自己更全面、更多一層的保護，你也可以吃點蜂膠。蜂膠能作為刺激抗體產生的佐劑，也能增強巨噬細胞的活性，對於增強免疫力具有正面效果。蜂膠的挑選要特別注意類黃酮的含量，從產品標示處即可辨別，含量足夠才能達到其功效。基本上台灣的蜂膠品質很棒，在抗菌能力方面更是和巴基斯坦蜂膠並列第一！

面對這個來勢洶洶，迅速擾亂全球步伐，號稱百年一遇的超級病毒，開始之初我們也許顯得有些一籌莫展，不過我相信只要我們從生活小習慣著手，一步步提升自己的免疫力，就能提高勝率，遠離病毒的威脅，生活也能再次重新走上軌道。

2024
增訂

黑巧克力、可可粉：降血壓、降膽固醇、防失智

「研究證實黑巧克力有五大好處」

「每日一小片黑巧好處多多」

「江醫師告訴你巧克力這樣選，這樣吃就對！」

在電腦、手機輸入「黑巧克力、巧克力、可可」等關鍵字，可看到各式各樣的標題，從不同面相切入。它們的共同點就是：告訴你巧克力有多好。

沒錯，近年來掀起了一股巧克力風潮，巧克力儼然成為健康食品新星。市場宣稱它具有降血壓、降膽固醇、保護心血管、調節血糖、防失智等等效果。這是真的嗎？巧克力真有這麼神？先劇透告訴你答案，別懷疑這是真的，前提是要吃得巧，並且慎選巧克力產品。

小心巧克力中的甜蜜陷阱

黑巧克力、牛奶巧克力、白巧克力是巧克力家族中最常見的三種。他們有什麼不同、該選何者？

首先，我們要具備的概念是「巧克力由可可製成」。可可收成後，剖開果實取出可可豆，經過漫長發酵之後進行乾燥，接著破殼、初碾成可可碎粒、再進行研磨，來到這一步可可膏就此產生。可可膏再經由精磨調溫就能製作成純巧克力，也就是我們俗稱的一〇〇%黑巧克力。

至於牛奶巧克力則是添加了法定比例的牛乳成分，而白巧克力主要成分為可可脂及牛乳，不含可可膏。當然，基於大眾市場口味、運送便利性、銷售保存等眾多考量下，糖、香料、色素、抗氧化劑等等人工添加物不免俗悄悄出現在各大品牌巧克力中，成為我們不得不小心的甜蜜陷阱。

在媒體大力宣傳下，巧克力的抗氧化能力已廣為人知。不過大家知道抗氧化成分只存在於可可固形物中嗎？可可固形物（Cocoa Solids）又稱可可固質。我們上面提到可可豆初碾後成可可碎粒，可可碎粒大概由各約一半的可可固形物與可可脂組成，因此可可膏也約含有一半的可可固形物與可可脂。其中，可可固形物是巧克力風味的來源，而可可脂則負責提供巧克力滑順口感。

所以，想要抗氧化必須得挑選可可固形物含量高的黑巧克力，添加糖或牛奶的巧克力都會減低總抗氧化能力[1]，也會降低增強內皮功能的效果[2]，不是優良的選擇。至於白巧力因為完全不含可可膏，因此不具抗氧化能力，只能吃甜甜，無法吃健康。

可可粉有兩種，你懂挑嗎？

另外有些業者會利用特殊機器，將可可碎粒中的油脂（可可脂）榨出後販售，剩下硬塊的部分稱為「可可塊」，經過粉碎研磨後就成了可可粉。因此，想要輕鬆享受巧克力的抗氧化成分，免去挑選真偽巧克力的困擾，最簡易的方式是購買成分單純、未經破壞的可可粉。不過還是有三點要提醒大家注意。

第一，可可果實容易吸收土壤中的鎘，不論製作成巧克力或者可可粉都可能有重金屬超量疑慮。根據二〇二二年底美國歷史悠久且獨立的消費者監督刊物——《消費者報導》的研究，其檢查了二十八個品牌的黑巧克力，發現重金屬沒有超量的產品竟低於一八%。而可可粉更是因為少了糖與可可脂，鎘含量可能高達黑巧克力的四倍。因此，可可粉也不是閉著眼睛隨便選都可以。

第二個問題是赭麴黴素，研究顯示相較於燕麥、咖啡、豬肉、牛奶等常日常食品，可可所含赭麴黴素量是最高的[3]。

第三，由於壓榨過後的可可膏有強烈的酸澀味，有些廠商會加入鹼性物質以去除之，但可可粉鹼化之後會摧毀二五~三〇%的抗氧化成分，雖然口感更溫和滑順，對健康的益處卻同時打大折扣。因此建議選擇無鹼化、通過零添加檢驗項目，如赭麴毒素、黃麴毒素、重金屬、農藥殘留的可可粉產品。

可可，從內到外都照顧你

黑巧克力、可可粉之所以成為健康食品新星，是因為它富含類黃酮，如兒茶素、表兒茶素等。類黃酮是多酚化合物中最大的一類，具有多種生物活性，抗氧化、抗發炎能力強大，由內到外照顧我們的健康。

例如改善認知功能[4]；增加大腦血流，保護大腦[5]；擴張視網膜動靜脈，改善眼睛的血液供應，進而減少眼壓、保護視力[6]；降低 oxLDL（氧化低密度脂蛋白），降低心臟病風險[7]；預防心臟顫動，降低血栓、心衰竭風險[8]；降低中風機率[9]；增加腎臟髓質血流，增強腎臟功能，減少腎臟損傷[10]、增加幹細胞促進腎臟修復；促進益生菌生長，提高腸道微生物群的多樣性，改善腸胃道環境而且從腸腎軸（某些益生菌可以藉由作用在腸道而改善腎功能稱之為腸腎軸）的概念去修復腎臟[11]；改善血管內皮功能，讓血管更健康[12]；保護心血管、提高血壓調節功能以及改善胰島素阻抗[13]；改善周邊動脈血管狹窄，維持正常血液循環，增強行走能力，減少疼痛與不適[14]；降低體重[15]；改善慢性疲勞

[16]。這些功效可不是隨便說說，都有研究佐證。

最後提供一個有趣的研究統計，分析顯示各國每人年平均消費的巧克力量與諾貝爾得主數之間，成密切正相關性[17]。我們可以大膽詼諧地說，吃巧克力對大腦認知功能的確有幫助，吃越多巧克力，越容易得諾貝爾獎。

不過，古人說「飲食有度」，大家千萬別因為黑巧克力很好，就卯起來吃。巧克力超量（每天二十五公克）還是有可能造成體重增加[18]。但是，如果你吃得是純可可粉，那麼恭喜你，古人的話你可暫時放一旁。只要確保純可可粉的品質無慮，它沒有過量的疑慮，甚至多攝取還能幫助降低體重。

此外，提醒食用黑巧克力或可可粉製品前兩個鐘頭，應該避免吃香蕉。因為香蕉所含氧化鎂會破壞可可的多酚。

另外，慢性腎衰竭患者特別需要注意食用量，因為一百克黑巧克力中含有一百竹十毫克的鉀及四百二十九毫克的磷；一百公克的純可可粉則含有七百七十毫克的鉀及五百五十毫克的磷。建議攝取量不要超過每天十五公克，以免造成腎臟負擔，未蒙其利，先受其害。

1 Mauro Serafini, Rossana Bugianesi, Giuseppe Maiani, Silvia Valtuena, Simone De Santis & Alan Crozier. Nature volume 424, page1013 (2003)

2 J Vasc Surg 1998;28:687-94.

3 Food Chem Toxicol. 2017 Feb:100:265-273.

4 Front Nutr,2017;4:19

5 Int J Med Sci. 2007 Jan 27;4(1):53-8.Nehlig A et al. Br J Clin Pharmacol. (2013)

6 Acta Ophthalmologica: Volume 92, Issue 5, p. e341-e345

7 Nutr. Metab. Cardiovasc Dis. NMCD, 24 (4) (2014), pp. 416-422

8 Heart ,2017;103:1163-7

9 BMJ,2011; 343: 01488

10 Food Funct . 2019 Dec 11;10(12):7926-7939

11 Clin Nutr. 2021 Jan;40(1):15-26, Am J Clin Nutr 2011

12 J Appl Physiol (1985). 2011 Dec; 111(6): 1568–1574.

13 Corti R et al. Circulation 2009;119:1433-1441

14 J Am Heart Assoc. 2014 Aug; 3(4): e001072.

15 J Am Diet Assoc. 2011 Aug;111(8):1198-203.

16 Sathyapalan et al. Nutrition Journal 2010.9:55

17 New England Journal of Medicine, 2012; 367 (16): 1562-1564

18 Am J Hypertens. 2010 Jun;23(6):694-700

江醫師【吃對保健食品】2

天然保健品處方箋

吃對：蜂蜜 / 人蔘 / 大蒜 / 茶 / 紅麴 / 魚油 / 銀杏 / 薑黃 / 花粉 / 益生菌 / 納豆…
不再：感冒、過敏、洗腎、三高、健腦、性功能障礙、癌症…

作　　者：江守山
特約編輯：黃麗煌、凱特
插　　畫：劉素臻
美術設計：陳瑀聲
圖文整合：洪祥閔
拉頁設計：洪祥閔

社　　長：洪美華
總 編 輯：莊佩璇
責任編輯：何喬
出　　版：幸福綠光股份有限公司
地　　址：台北市杭州南路一段 63 號 9 樓
電　　話：(02)23925338
傳　　真：(02)23925380
網　　址：www.thirdnature.com.tw
E-mail：reader@thirdnature.com.tw
印　　製：中原造像股份有限公司
初　　版：2016 年 01 月
二　　版：2020 年 07 月
三　　版：2024 年 09 月
郵撥帳號：50130123 幸福綠光股份有限公司
定　　價：新台幣 350 元（平裝）
（原書名：買對天然保健食品）

國家圖書館出版品預行編目資料

天然保健品處方箋，吃對：蜂蜜 / 人蔘 / 大蒜 / 茶 / 紅麴 / 魚油 / 銀杏 / 薑黃 / 花粉 / 益生菌 / 納豆…不再：感冒、過敏、洗腎、三高、健腦、性功能障礙、癌症…／江守山 著. -- 三版. -- 臺北市 : 新自然主義 , 幸福綠光 , 2024.09
面；　公分

ISBN 978-626-7254-55-4 (平裝)

1. 健康食品

411.373　　113012490

ISBN978-626-7254-55-4

總 經 銷：聯合發行股份有限公司
新北市新店區寶橋路 235 巷 6 弄 6 號 2 樓
電　　話：(02)29178022
傳　　真：(02)29156275

封面照片提供：江醫師追求零污染舖子、新自然主義編輯部